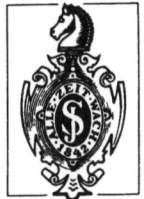

H. Deicher   W. Schoeppe (Hrsg.)

Klinisch angewandte Immunologie

Sepsistherapie mit
IgM-angereichertem Immunglobulin

Mit 31 Abbildungen und 13 Tabellen

Springer-Verlag
Berlin Heidelberg New York
London Paris Tokyo

Prof. Dr. med. Helmuth Deicher
Abt. Immunologie u. Transfusionsmedizin
Zentrum Innere Medizin und Dermatologie der MHH
Konstanty-Gutschow-Straße 8

3000 Hannover 61

Prof. Dr. med. Wilhelm Schoeppe
Zentrum der Inneren Medizin
Johann-Wolfgang-Goethe-Universität
Theodor-Stern-Kai 7

6000 Frankfurt/Main 70

ISBN-13: 978-3-540-18918-3   e-ISBN-13: 978-3- 642-73415-1
DOI: 10.1007/978-3-642-73415-1

CIP-Titelaufnahme der Deutschen Bibliothek

Klinisch angewandte Immunologie : Sepsistherapie mit IgM-
angereichertem Immunglobulin / H. Deicher ; W. Schoeppe
(Hrsg.). – Berlin ; Heidelberg ; New York ; London ; Paris ;
Tokyo : Springer, 1988

NE: Deicher, Helmuth [Hrsg.]

Dieses Werk ist urheberrechtlich geschützt. Die dadurch begründeten Rechte, insbesondere die der Übersetzung, des Nachdrucks, des Vortrags, der Entnahme von
Abbildungen und Tabellen, der Funksendung, der Mikroverfilmung oder der Vervielfältigung auf anderen Wegen und der Speicherung in Datenverarbeitungsanlagen,
bleiben, auch bei nur auszugsweiser Verwertung, vorbehalten. Eine Vervielfältigung
dieses Werkes oder von Teilen dieses Werkes ist auch im Einzelfall nur in den Grenzen
der gesetzlichen Bestimmungen des Urheberrechtsgesetzes der Bundesrepublik
Deutschland vom 9. September 1965 in der Fassung vom 24. Juni 1985 zulässig. Sie ist
grundsätzlich vergütungspflichtig. Zuwiderhandlungen unterliegen den Strafbestim-
mungen des Urheberrechtsgesetzes.

© Springer-Verlag Berlin Heidelberg 1988

Die Wiedergabe von Gebrauchsnamen, Handelsnamen, Warenbezeichnungen usw.
in diesem Werk berechtigt auch ohne besondere Kennzeichnung nicht zu der
Annahme, daß solche Namen im Sinne der Warenzeichen- und Markenschutz-
Gesetzgebung als frei zu betrachten wären und daher von jedermann benutzt werden
dürften.

Produkthaftung: Für Angaben über Dosierungsanweisungen und Applikationsformen kann vom Verlag keine Gewähr übernommen werden. Derartige Angaben
müssen vom jeweiligen Anwender im Einzelfall anhand anderer Literaturstellen auf
ihre Richtigkeit überprüft werden.

Druck u. buchb. Verarbeitung: Druckhaus Beltz, 6944 Hemsbach
2127/3140/543210

*Herrn Dr. Schleussner
zum 60. Geburtstag
gewidmet*

Inhalt

Untersuchungen zum Nachweis der antibakteriellen
und antitoxischen Wirksamkeit von Pentaglobin
W. Stephan 1

Diskussion 13

Ein IgM-angereichertes Immunglobulinpräparat in
der Behandlung von Sepsis und septischem Schock –
eine kontrollierte randomisierte Studie
I. Schedel 16

Diskussion 26

Bewertung der intravenösen IgM-Therapie
bei schweren nosokomialen Infektionen
(Ergebnis einer kontrollierten randomisierten Studie)
F. Vogel 30

Diskussion 40

Kontinuierliche Infusion von i. v.-Immunglobulin M
im septischen Schock
K. Lanser, S. Balikcioglu 42

Diskussion 48

Adjuvante Therapie des Morbus Crohn
mit IgM-angereichertem Immunglobulin

A. Raedler, E. Ladehoff, S. Schug, H. Greten 50

Diskussion 56

Zellulärer Immunstatus
bei chirurgischen Intensivpatienten

*P. Kessler, T. Alexandridis, U. Schwuléra, M. Ernst,
R. Kirsten, R. Lissner, G. Klein, R. Dudziak* 59

Diskussion 67

Immunologische Beobachtungen aus einer
unkontrollierten klinischen Studie zur Verträglichkeit
von n-Interleukin-2 an onkologischen Patienten

*U. Schwuléra, H.-D. Pape, J. Obermeier, A. Thrun,
H. Mohr, E. Schneider, G. Pawelec, I. Ziegler,
R. Lissner* 69

Diskussion 74

Perspektiven der Immunmodulation

A. de Weck 76

Zusammenfassung 85

Autoren und Diskussionsteilnehmer

Dr. T. *Alexandridis*
Abteilung Klinische Pharmakologie,
Mehrzweckgebäude der Chemischen Institute,
Gebäude 74, Theodor-Stern-Kai 7, D-6000 Frankfurt a. M.

Dr. *Salim Balikcioglu*
BIOTEST PHARMA GmbH, Flughafenstraße 4, D-6000 Frankfurt a. M. 73

Dr. L. *Bergmann*
Abteilung Hämatologie und Onkologie, Med. Universitätsklinik,
Theodor-Stern-Kai 7, D-6000 Frankfurt a. M.

Prof. Dr. *Rafael Dudziak*
Zentrum der Anästhesiologie und Wiederbelebung
der Johann-Wolfgang-Goethe-Universität,
Theodor-Stern-Kai 7, D-6000 Frankfurt a. M.

Dr. *Manfred Ernst*
BIOTEST PHARMA GmbH, Flughafenstraße 4, D-6000 Frankfurt a. M. 73

Prof. Dr. H. *Greten*
1. Medizinische Klinik, Universitätskrankenhaus Eppendorf,
Martinistraße 52, D-2000 Hamburg 20

Prof. Dr. D. *Heinrich*
Oberarzt
Zentrum für Innere Medizin, Klinikum der Justus-Liebig-Universität
Klinikstraße 36, D-6300 Gießen

Dr. P. *Kessler*
Zentrum der Anästhesiologie und Wiederlebung der
Johann-Wolfgang-Goethe-Universität,
Theodor-Stern-Kai 7, D-6000 Frankfurt a. M. 70

Dr. *R. Kirsten*
Abteilung Klinische Pharmakologie,
Mehrzweckgebäude der Chemischen Institute,
Gebäude 74, Theodor-Stern-Kai 7, D-6000 Frankfurt a. M. 70

Dr. *G. Klein*
Zentrum der Anästhesiologie und Wiederbelebung der
Johann-Wolfgang-Goethe-Universität,
Theodor-Stern-Kai 7, D-6000 Frankfurt a. M. 70

Prof. Dr. *Ernst Kraas*
I. Chir. Abt., Krankenhaus Moabit,
Turmstraße 21, D-1000 Berlin 21

Dr. *E. Ladehoff*
1. Medizinische Klinik, Universitätskrankenhaus Eppendorf,
Martinistraße 52, D-2000 Hamburg 20

Prof. Dr. *Karl Georg Lanser*
Pneumologische Klinik der Obernbergklinik Bad Salzuflen,
Parkstraße 25, D-4902 Bad Salzuflen

Dr. *Reinhard Lissner*
BIOTEST PHARMA GmbH, Flughafenstraße 4, D-6000 Frankfurt a. M. 73

Dr. *H. Mohr*
BSD Springe, Zentralinstitut,
Eldaggener Straße 38, Postfach 1227, D-3275 Springe

Dr. *D. Nitsche*
Chirurgische Universitätsklinik,
Hospitalstraße 40, D-2300 Kiel 1

Dr. *J. Obermeier*
BIOTEST PHARMA GmbH, Flughafenstraße 4, D-6000 Frankfurt a. M. 73

Professor Dr. Dr. *H.-D. Pape*
Uni-Zahn- und Kieferklinik,
Abteilung für Mund- und Kieferchirurgie,
Joseph-Stelzmann-Straße 9, D-5000 Köln 41

Dr. *Graham Pawelic*
Medizinische Klinik, Immunologisches Labor/Gewebetypisierung,
Ottfried-Müller-Straße 10, D-7400 Tübingen

Professor Dr. *Andreas Raedler*
1. Medizinische Klinik, Universitätskrankenhaus Eppendorf,
Martinistraße 52, D-2000 Hamburg 20

Prof. Dr. *Ingolf Schedel*
Abteilung Immunologie und Transfusionsmedizin, Zentrum Innere Medizin und Dermatologie, Medizinische Hochschule Hannover, Konstanty-Gutschow-Straße 8, D-3000 Hannover 61

Prof. Dr. R. *Schmidt*
Abteilung für Immunologie und Transfusionsmedizin, Medizinische Hochschule, Konstanty-Gutschow-Straße 8, D-3000 Hannover 61

Dr. S. *Schug*
1. Medizinische Klinik, Universitätskrankenhaus Eppendorf, Martinistraße 52, D-2000 Hamburg 20

Dr. *Udo Schwuléra*
BIOTEST PHARMA GmbH, Flughafenstraße 4, D-6000 Frankfurt a. M. 73

Dr. *Jochen Seidel*
Zentrum für Kinderheilkunde, Kliniken der Med. Hochschule, Konstanty-Gutschow-Straße 8, D-3000 Hannover 61

Dr. E. *Schneider*
Medizinische Klinik, Immunologisches Labor/Gewebetypisierung, Ottfried-Müller-Straße 10, D-7400 Tübingen

Dr. *Wolfgang Stephan*
BIOTEST PHARMA GmbH, Flughafenstraße 4, D-6000 Frankfurt a. M. 73

Dr. *Alexander Thrun*
BIOTEST PHARMA GmbH, Flughafenstraße 4, D-6000 Frankfurt a. M. 73

Prof. Dr. *K.-D. Tympner*
Chefarzt der Kinderabteilung, Städtisches Krankenhaus Harlaching, Sanatoriumsplatz 2, D-8000 München 90

Profesor Dr. *Friedrich Vogel*
Medizinische Universitätsklinik, Sigmund-Freud-Straße 25, D-5300 Bonn-Venusberg

Professor Dr. *Alaine de Weck*
Institut für Klinische Immunologie, Inselspital, CH-3010 Bern

Frau Dr. *Irmgard Ziegler*
GSS, Institut für experimentelle Hämatologie, Landwehrstraße 61, D-8000 München 2

Untersuchungen zum Nachweis der antibakteriellen und antitoxischen Wirksamkeit von Pentaglobin

W. Stephan

Einleitung

Bei der Entwicklung von Arzneimitteln stehen zwei Dinge im Vordergrund: Der Nachweis von *Wirksamkeit* und *Verträglichkeit*. Sowohl die Wirksamkeit als auch die Verträglichkeit sind bei Antikörpern aus Humanplasma in optimaler Weise gegeben, da sich Antikörper im Gegensatz zu zahlreichen synthetischen Pharmaka dadurch auszeichnen, daß sie hochspezifisch sind. In Folge ihrer Molekülstruktur reagieren sie spezifisch mit Viren, Bakterien und Toxinen. Darüber hinaus aktivieren sie die körpereigene Abwehr. Betrachtet man die Verträglichkeit, so sind Antikörper-Präparate körpereigene Naturstoffe. In Übereinstimmung hiermit ist die Nebenwirkungsrate außerordentlich gering (nach unserer Statistik weniger als 1 Promille).

Immunbiologische Leistungen von Antikörpern

Ein Antikörper (IgG)-Molekül besitzt zwei Antigen-Bindungsstellen, auch Fab-Teile genannt und den sog. Fc-Teil. Der Fab-Teil erkennt spezifisch das Antigen; der Fc-Teil sorgt dafür, daß die körpereigenen Abwehrsysteme in Gang gesetzt werden.
Nun zu den immunbiologischen Leistungen von Antikörpern [1], beschränkt auf das IgG (Abb. 1), weil dies das einfachere Molekül ist. Im Elektronenmikroskop kann man zeigen, wie Viren durch eine Antikörperbrücke spezifisch miteinander verbunden werden. Diese Bindung ist immer der erste Vorgang einer Antikörper-bedingten Reaktion. Der Antigenerkennung folgt dann z. B. die Anheftung an Makrophagen über den Fc-Teil: Makrophagen sind Freßzellen, die die Aufgabe haben, Fremdkörper zu eliminieren. Der Komplex aus Krankheitserreger und Antikörper wird phagozytiert und eliminiert.

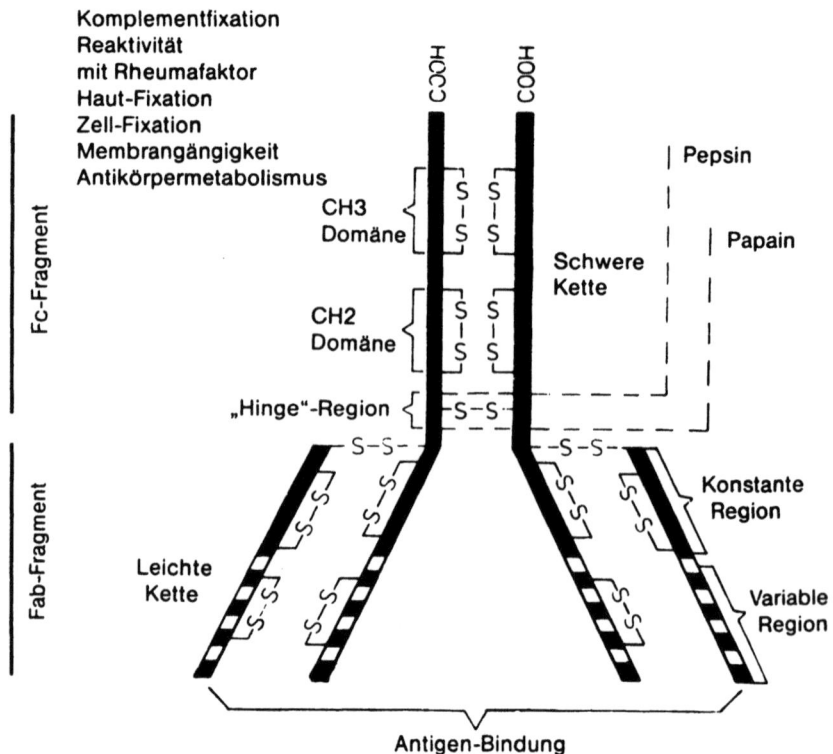

Abb. 1. Eigenschaften von IgG

Von großer biologischer Bedeutung ist die Komplementaktivierung, die stattfindet, wenn ein Antigen mit einem Antikörper spezifisch reagiert hat. Auch hier spielt der Fc-Teil des Antikörper-Moleküls eine Hauptrolle: durch die Bindung von C1 wird das Signal für die Aktivierung der Komplement-Kaskade gegeben. Das führt unter anderem zur Aktivierung der letzten Komponente des Komplementsystems und führt im Falle eines Bakteriums zur Bakteriolyse. Die C3-Komponente des Komplementsystems wird in verschiedene Bruchstücke zerlegt, in Anaphylatoxine und chemotaktische Faktoren. Anaphylatoxine sorgen dafür, daß das Gewebe für Antikörper durchlässig wird, so daß sich am Ort der Infektion die Antikörperkonzentration erhöht. Die chemotaktischen Faktoren locken Leukozyten und auch Makrophagen an den Ort der Infektion. Auch dies ist ein Mechanismus, der körpereigene Systeme aktiviert, nachdem ein Antigen mit einem Antikörper reagiert hat.

Eine weitere wichtige Aktivierung eines körpereigenen Zellsystems ist die sog. antikörpervermittelte Zytotoxizität. Auch in diesem Fall ist der Vorgang wieder ähnlich. Wir haben eine Zielzelle, z. B. ein Bakterium, die mit den Fab-Teilen des Antikörpers reagiert. Der Fc-Teil wird aktiviert und erkennt besondere Rezeptoren auf den sog. „Killer-Lymphozyten". Diese richten sich gegen die Zielzelle und zerstören sie. Zusammenfassend haben wir drei Vorgänge, die einer Antikörper-Antigen-Reaktion folgen. Sie bestehen darin, daß körpereigene immunologisch wirksame biologische Systeme aktiviert werden: die Phagozytose, die Komplementaktivierung und die antikörpervermittelte Zytotoxizität.

Neben den Antigen-Bindungsstellen spielt deshalb der Fc-Teil des Antikörper-Moleküls eine besondere Rolle. Wir haben gesehen, daß sich der Fc-Teil an Makrophagen und an Killer-Lymphozyten anheften kann, und daß der Fc-Teil eine große Rolle bei der Komplementaktivierung spielt (Tabelle 1).

Tabelle 1. Wichtige immunbiologische Leistungen von IgG- und IgM-Antikörpern

Molekül-Teile	Leistungen
Fab	Antigenerkennung und Fixierung: Agglutination
Fc	• Phagozytose • Komplementaktivierung • Antikörpervermittelte Zytotoxizität

Intravenöses IgM

Wenn man die unterschiedlichen Immunglobulin-Typen betrachtet, so zeichnet sich das IgM-Molekül (Abb. 2) dadurch aus, daß es infolge seiner Molekülstruktur zu einer Bündelung von Fc-Teilen kommt. Diese Bündelung der Fc-Teile bedeutet eine Erhöhung der Phagozytose, der Komplementaktivierung und der antikörpervermittelten Zytotoxizität. Somit spielt der IgM-Antikörper als Arzneimittel eine besondere Rolle. Es ist nicht nur die Bündelung der Fc-Teile, die diesen Antikörper so attraktiv macht, es ist auch die hohe Agglutinationsstärke des IgM-Moleküls (Abb. 3). Man sieht aus dem Vergleich mit einem IgG-Molekül, daß z. B. ein Toxin in dem „IgM-Riesenagglutinat" verschwindet und damit unschädlich gemacht wird. Diese hohe Agglutina-

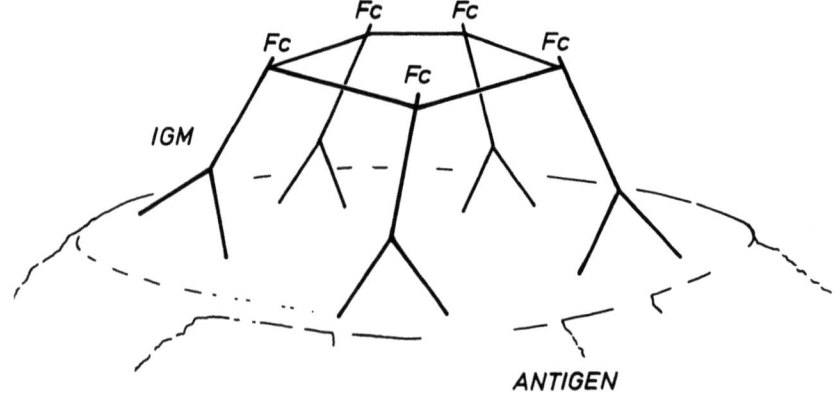

Abb. 2. IgM-Molekül, Bündelung der Fc-Teile

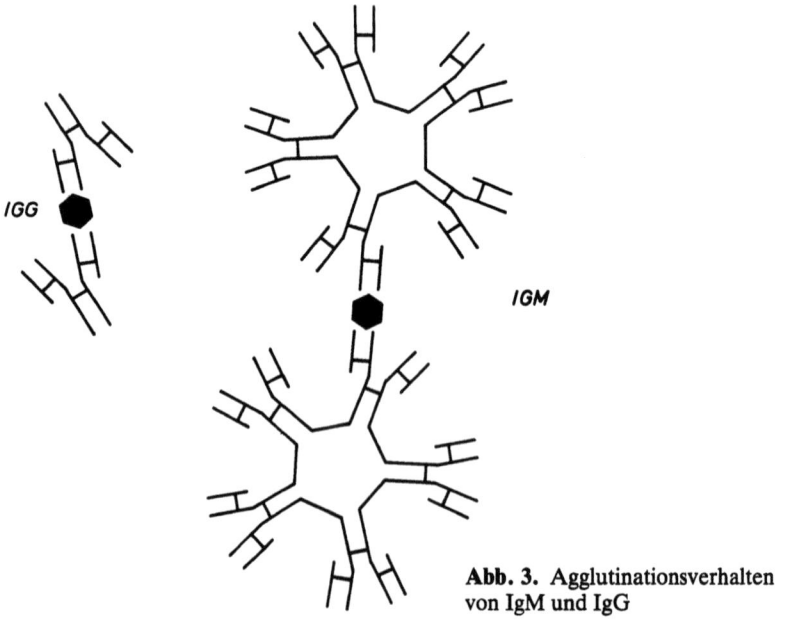

Abb. 3. Agglutinationsverhalten von IgM und IgG

tionsfähigkeit des IgM-Antikörpers läßt sich zeigen, wenn man ein Serum mit einer Gelfiltrations-Technik in IgG und IgM auftrennt. Untersucht man die IgM- und die IgG-Fraktion mit der passiven Hämagglutinationstechnik, um Antikörper gegen *E. coli* nachzuweisen, so zeigt die Mikrotiter-Technik bei gleicher Proteinkonzentration, daß die Agglutination im Falle des IgM's bis zu einer Verdünnung von 1 : 640

nachweisbar ist, währenddem die Agglutination im Falle des IgG's schon bei einer Verdünnung von 1 : 40 negativ wird: Ein sehr augenfälliges Beispiel für den Zusammenhang von Molekülstruktur und Agglutinationskraft des IgM Moleküls.

IgM-Antikörper werden in humanem Plasma durch Humanalbumin stabilisiert. Durch die Fraktionierung werden das Humanalbumin und auch andere Proteine entfernt. Dies bedeutet, daß unlösliche IgM-Aggregate entstehen. Es wurde herausgefunden, daß IgM durch IgG und IgA stabilisiert wird, so daß man, wenn der Komplex IgG, IgM und IgA isoliert wird, das Aggregationsproblem umgehen kann. Eine zusätzliche Behandlung mit β-Propiolacton reduziert die antikomplementäre Aktivität zur Erzielung optimaler i. v. Verträglichkeit [2]. Darüber hinaus wirkt β-Propiolacton virusinaktivierend [3].

Wirksamkeit von IgM i. v.

Neben der Theorie interessiert bei einem Medikament vor allem die Wirksamkeit. Einen Wirksamkeitsnachweis kann man auf verschiedene Weisen führen. In vitro kann man ganz spezielle Antikörper-Aktivitäten und Immunglobulin-Konzentrationen prüfen. In Tabelle 2 sind Daten zur Proteinzusammensetzung eines IgM-Präparates (Pentaglobin) zusammengestellt. Die Reinheit an Immunglobulinen beträgt ca. 99%. Die antikomplementäre Aktivität ist so niedrig, daß ein solches Präparat problemlos intravenös anwendbar ist.

Neben der Proteinzusammensetzung interessieren bei einem IgM-Präparat insbesondere die Antikörper-Titer gegen Bakterien. Wie man der Tabelle 3 entnimmt, sind Antikörper gegen Keime vorhanden, die beim Thema „Sepsis" von besonderer Bedeutung sind: Antikörper gegen

Tabelle 2. Proteinchemische Daten zu drei Chargen des IgM-Präparates

Parameter	Charge		
	46 10 43	0 10 83	0 50 82
Prot. (g/100 ml)	5,67	5,15	5,12
IgG (mg/100 ml)	3700	3720	3760
IgM (mg/100 ml)	744	520	536
IGA (mg/100 ml)	942	752	784
Reinheit (%)	97,9	98,7	98,7
Antikompl. Aktivität (mg Prot/CH$_{50}$)	0,25	0,21	0,1

Tabelle 3. Reziproke Antikörpertiter (PHA) gegen bakterielle Antigene, geprüft in 3 Chargen des IgM-Präparates

Antigen	Charge		
	46 10 43	0 10 83	0 50 82
E. coli	2560	1280	1280
Ps. aeruginosa	1280	1280	1280
Klebs. pneumoniae	1280	2560	2560
Staph. aureus	80	160	160
Enterococcus	160	160	160
Strept. viridans	160	160	320
Strept. pyogenes	320	160	160

E. coli, Pseudomonas, Klebsiella, sowie Antikörper gegen grampositive Erreger: *Staphylococcus aureus*, Enterococcus, *Streptococcus viridans* und *pyogenes*. Es ist wichtig, darauf hinzuweisen, daß in den normalen Antikörper-Präparaten vom IgG-Typ kaum Antikörper gegen grampositive Erreger nachweisbar sind.

Neben den Antikörpern gegen die Oberflächen-Antigene von Bakterien sind Antikörper gegen Toxine wichtig. In Pentaglobin wurden Antikörper gegen Lipid-A nachgewiesen [4]. Das Strukturelement, Lipid A, ist im Gegensatz zu den sehr variablen Polysaccharid-Strukturen, die den Serotyp des Bakteriums charakterisieren, allen gramnegativen Bakterien gemeinsam. Das Lipid-A wird verantwortlich gemacht für krankmachende Effekte, die bei der Sepsis eine herausragende Rolle spielen.

Neben dem Nachweis der in vitro-Aktivität interessiert vor allem die Wirksamkeit in vivo.

Für unsere Untersuchungen haben wir ein Mäusemodell verwendet, das sehr ähnlich ist dem Testsystem, mit dem das „Bundesamt für Sera und Impfstoffe", Tetanus-Immunglobuline auf Wirksamkeit prüft [5]. Abb. 4 zeigt den Vergleich eines IgM-haltigen Antikörper-Präparates mit einem IgG-Antikörper-Präparat bei einer Pseudomonasinfektion der Maus. Mäuse wurden mit 10^7 Keimen *Pseudomonas aeruginosa* infiziert und direkt nach der Infektion wurden beide Präparate in der gleichen Dosierung intravenös appliziert. Im Vergleich zu der Kontrolle ist die Überlebensrate bei Antikörpergabe deutlich höher. Bei Anwendung eines IgG-Antikörper-Präparates beträgt der Prozentsatz der geschützten Tiere 40%; bei Anwendung eines IgM-Präparates hingegen 80%. Die Überlegenheit von IgM, die wir aufgrund der Theorie vorhergesagt haben, wird also durch die Praxis belegt.

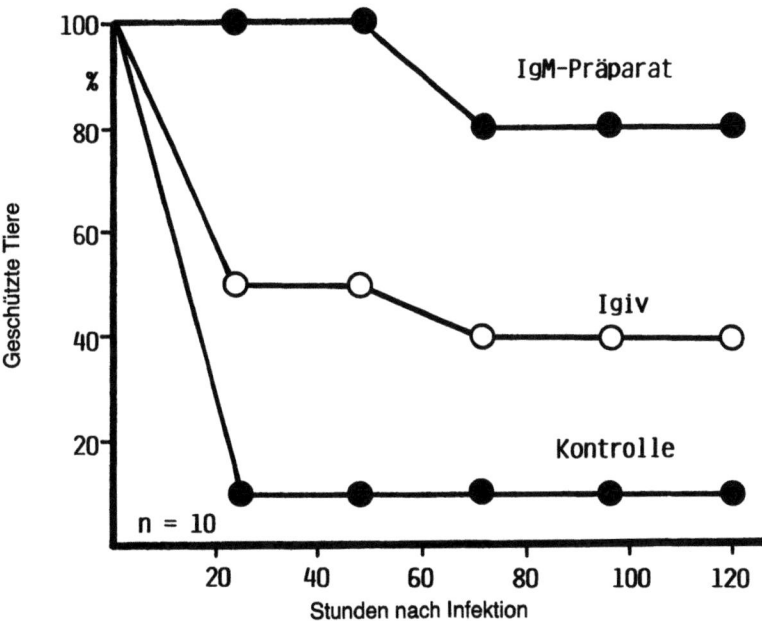

Abb. 4. Pseudomonasinfektion der Maus: Vergleich der Wirksamkeit von IgM-Präparat und IgG

Bedeutsam ist das Zusammenwirken von Antikörpern und Antibiotika (Tabelle 4). Mäuse wurden mit *Pseudomonas aeruginosa* infiziert und direkt danach wurden sie entweder mit Cefsulodin, mit dem IgM-Präparat oder mit der Kombination beider Präparate behandelt. Man sieht, daß Cefsulodin unter den gewählten experimentellen Bedingungen

Tabelle 4. Immunglobulin-Antibiotika-Synergismus an immunsupprimierten (Endoxan) Mäusen

Infektion	Behandlung	Überleben (%) 4 Tage nach Infektion
Pseudomonas aeruginosa	Pentaglobin (P)	40
	Cefsulodin (C)	20
	P + C	70
	Kontrolle	10
Staph. aureus	Pentaglobin (P)	20
	Ampicillin (A)	60
	P + A	90
	Kontrolle	20

nahezu wirkungslos ist; das IgM-Präparat ergibt in suboptimaler Dosierung immerhin einen Schutzeffekt von 40%. Auf 70% Schutz kommt man, wenn man beide Präparate anwendet, so daß Antikörper-Präparate vom IgM-Typ und Antibiotika sich aufs beste ergänzen. Es ist also keinesfalls so, daß IgM-Präparate Antibiotika ersetzen sollen, sondern beide Substanzen potenzieren sich gegenseitig und sollten gemeinsam angewendet werden. Bei einer grampositiven Infektion mit *Staphylococcus aureus* wurde die Wirkung von Ampicillin und IgM geprüft (Tabelle 4). Unter den gewählten Versuchsbedingungen hat das IgM-Präparat allein praktisch keine Wirksamkeit, Ampicillin eine Wirksamkeit von 60%. Wenn man beide Präparate gleichzeitig gibt, wird die Wirksamkeit des IgM-Präparates potenziert. Auch hier wieder ein Hinweis darauf, daß Antikörper-Präparate die Antibiotika-Therapie nicht ersetzen, sondern sie sinnvoll ergänzen.

Bisher war von Tierversuchen die Rede, die mit Bakterien durchgeführt wurden. Wichtiger erscheint gerade im Zusammenhang mit dem Thema Sepsis die Wirksamkeit von IgM bei Intoxikationen [5]. Zur Intoxikation wurden 0,5 ml des keimfreien Überstandes der Übernachtkultur des jeweiligen Keimes intraperitoneal appliziert. Immunglobuline A, B, C, D (Tabelle 5) wurden als 5%ige Lösung 30 Minuten nach Intoxikation intraperitoneal (0,5 ml/Tier) verabreicht.

Tabelle 5. Immunglobulin-Präparate, Zusammensetzung und Aktivität

Präparat	Verfahren	Anzahl untersuchter Chargen	Immunglobulin-Gehalt %			Reziproke Antikörpertiter (PHA)		
			IgG	IgA	IgM	E. coli	Ps. aerug.	St. aureus
A	IgM-angereich.[1]	4	75,1	10,3	14,6	1280	1280	320
B	β-Propiolacton[2]	4	97,0	2,9	0,1	80	160	10
C	pH 4/Pepsin	4	97,9	2,0	0,1	80	160	≤ 10
D	PEG/HES-Fällung	2	>99,5	< 0,5	< 0,1	80	160	10

[1] Biotest, Pentaglobin
[2] Biotest, Intraglobin

Die Abb. 5a und 5b zeigen die Wirkung von toxinhaltigen Kulturüberständen von *Pseudomonas aeruginosa* und *Staphylococcus aureus* sowie deren Neutralisation durch Pentaglobin. In beiden Fällen bewirkt die Gabe des Präparates eine signifikante Reduktion der toxinbedingten Letalität.

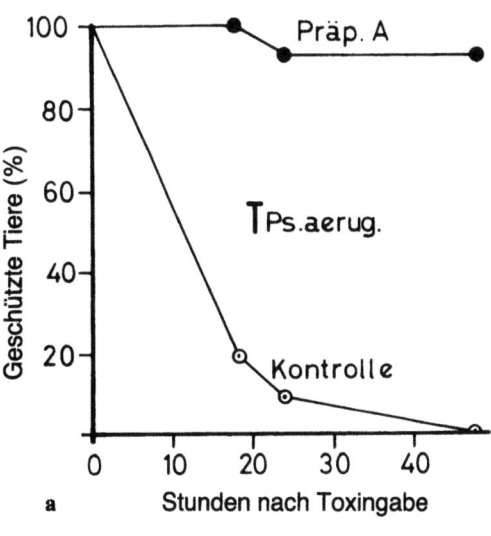

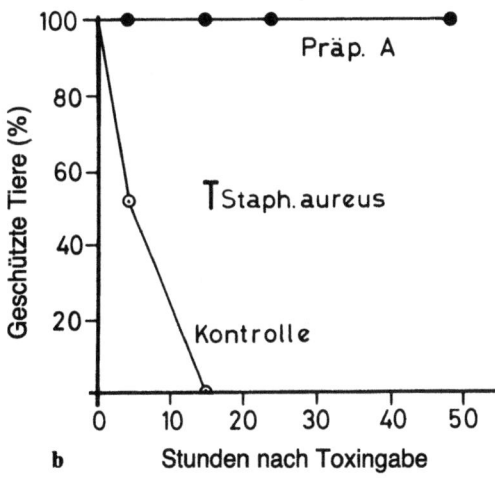

Abb. 5a u. b. Schutzwirkung von je 0,5 ml IgM-angereichertem Immunglobulin (A) gegen toxinhaltigen Kulturüberstand von *Pseudomonas aeruginosa* (a) und *Staphylococcus aureus* (b) n = 21

Die Abb. 6 und 7 zeigen die Ergebnisse vergleichender Untersuchungen zur in vivo Toxinneutralisation durch die Präparate A und B gegen toxinhaltige Überstände von *Pseudomonas aeruginosa* und eines Toxic Shock Syndrom Toxin (TSST) produzierenden Stammes von *Staphylococcus aureus*. Präparat A erzielt in beiden Fällen eine signifikant bessere Schutzwirkung als Präparat B.

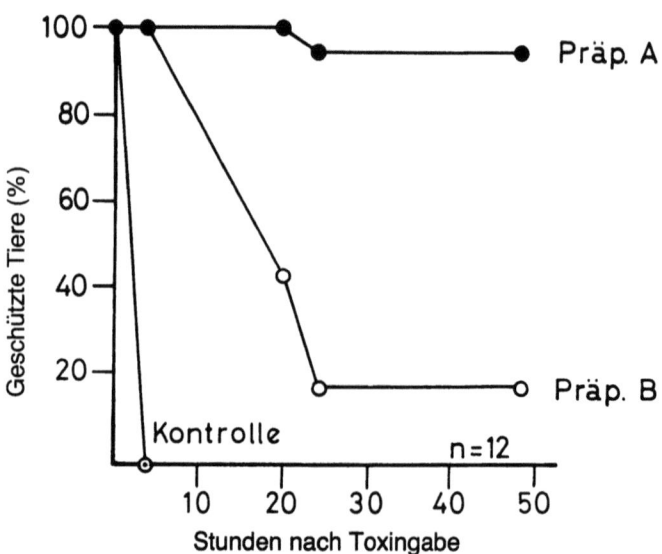

Abb. 6. Vergleich der protektiven Wirkung von je 0,5 ml IgM-angereichertem Immunglobulin-Präparat (A) und IgG-Präparat (B) gegen experimentelle Intoxikation der Maus mit toxinhaltigem Überstand eines TSST-produzierenden Stammes von *Staphylococcus aureus* (n = 12)

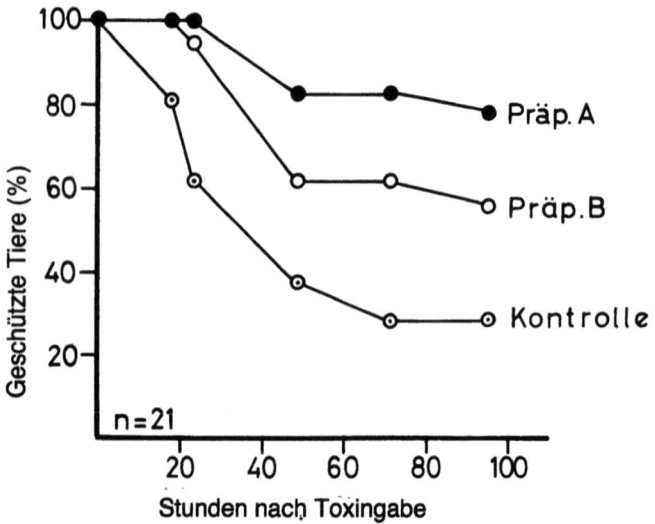

Abb. 7. Vergleich der protektiven Wirkung von Präparat A und Präparat B gegen experimentelle Intoxikation der Maus mit dem toxinhaltigen Überstand von *Pseudomonas aeruginosa F7*

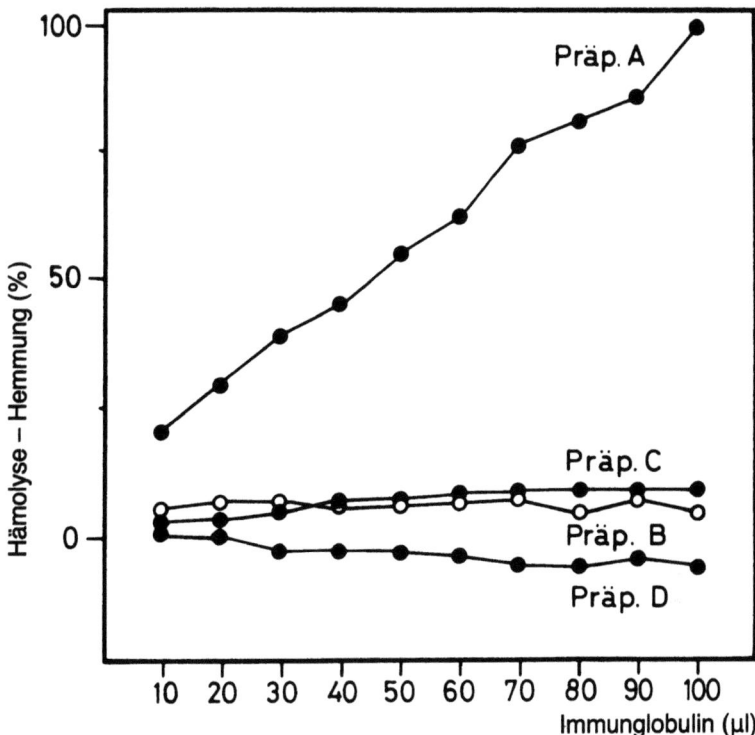

Abb. 8. Hämolyse Inhibitionstest. Neutralisation von *Staphylococcus aureus* Smith 3-Kulturüberstand durch Immunglobulin-Präparate A, B, C und D

Die toxinneutralisierende Wirkung von Pentaglobin wurde vergleichend zu herkömmlichen IgG-Präparaten (B, C, D) im Hämolyse-Hemmtest am Beispiel des toxinhaltigen Überstandes von *Staphylococcus aureus Smith 3* untersucht (Abb. 8). Eine Hemmung der toxinbedingten Hämolyse wurde nur durch Präparat A bewirkt, steigende Mengen der IgG-Präparate B, C oder D erzielten keine Wirkung.

Neuerdings haben wir Versuche durchgeführt, in denen die Zeit zwischen Infektion mit *Pseudomonas aeruginosa* und Antikörper-Gabe verlängert wurde (Abb. 9). In einer Versuchsreihe wurde das IgM-Präparat zwei Stunden vorher, zum Zeitpunkt der Infektion und zwei Stunden nachher gegeben. Man sieht praktisch keinen Unterschied. Bemerkenswert ist, daß man selbst bei Gabe des Präparates vier Stunden nach der Infektion noch einen Schutzeffekt sieht und, wenn auch in sehr abgeschwächter Form, nach 6 Stunden. Diese Zeitangaben sind

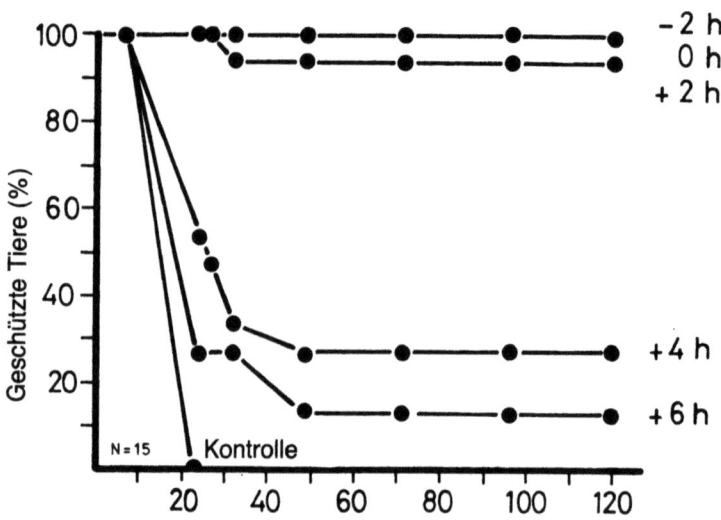

Abb. 9. Pseudomonasinfektion der Maus: Therapieversuche mit IgM-Präparat

nicht direkt zu übertragen auf klinische Verhältnisse. Die Ergebnisse sind jedoch ein Hinweis dafür, daß mit Antikörpern vom IgM-Typ nicht nur eine Sepsis-Prophylaxe, sondern auch eine Therapie möglich ist, insbesondere unter Ausnutzung des antitoxischen Effekts.

Literatur

1. Roitt I (1984) Leitfaden der Immunologie, Steinkopff Darmstadt
2. Stephan W (1982) Intravenous IgM by means of treatment of Cohn fraction III with β-Propiolactone. In: Curling JM (ed) Pharmacia Fine Chemicals, Uppsala, Schweden 1983, p. 153 (Budapest 1982)
3. Stephan W, Dichtelmüller H (1983) β-Propiolactone als sterilisierendes Agens bei der Herstellung eines intravenösen Immunglobulin-Präparates. Arzneim-Forsch/Drug Res 33 (II), 9:1230–1231
4. Stephan W, Dichtelmüller H, Schedel I (1985) Eigenschaften und Wirksamkeit eines humanen IgM-Präparates für die intravenöse Anwendung. Arzneim-Forsch/Drug Res 35 (I), 6:933–936
5. Dichtelmüller H, Stephan W (1987) Untersuchung zur Wirksamkeit von IgM i.v. Immunglobulinen gegen bakterielle Infektionen und zur Neutralisation bakterieller Toxine. Drug Res 37 (II), Nr. 11, S. 1273–1276

Diskussion

Marget:

Haben Sie diese verschiedenen Immunglobuline auch schon fraktioniert in solchen Tierversuchen verwendet, weil sie sich ja alle – einschließlich IgA – nur stufenmäßig unterscheiden?

Stephan:

Wir haben IgM in dem Präparat unterschiedlich angereichert, von 10% bis hinauf zu 80%, und festgestellt, daß die Wirksamkeit im Mäuseschutzversuch eindeutig mit der IgM-Konzentration ansteigt.

Deicher:

Ich möchte noch einmal auf den Zeitfaktor zurückkommen. Er scheint mir besonders wichtig zu sein, denn in der Klinik müssen wir ja ganz andere Zeitpunkte berücksichtigen. Die rechtzeitige Applikation ist äußerst wichtig, wie in Ihrem Versuch bereits angedeutet, jedoch darf man nicht zu früh applizieren. Denn bei IgM haben wir es mit einer Substanz mit kurzer Halbwertszeit (5 Tage) zu tun. Wenn wir in der Klinik eine prophylaktische Wirkung anvisieren wollen, so ist sie infolge der kurzen Halbwertszeit auf einen sehr kurzen Zeitraum beschränkt. Man sollte möglichst früh, das heißt noch vor dem Einsetzen der klassischen Sepsis – Symptomatik, mit der Behandlung beginnen. Man braucht also Parameter, die die Gefahr einer Sepsis signalisieren. Wir werden nachher im Vortrag von Herrn Schedel noch eine Möglichkeit hören, wie man durch regelmäßige Messung von Endotoxinspiegeln bei Patienten einen solchen Parameter erfolgreich nutzen kann.

Stephan:

Ich möchte nochmals darauf hinweisen, daß dieses Maus-Testsystem nicht überstrapaziert werden sollte. Es dient nur zu unserer Information, welches Präparat unter standardisierten Bedingungen besser ist. Mit dieser Fragestellung ist dieses Testsystem nicht überfordert. Will man aber auf Feinheiten eingehen, z. B. Zeitpunkt der Applikation, so muß ich zur Vorsicht mahnen: Man kann die Maus dafür nicht verwenden. Wir haben diesen Versuch, den Zeitpunkt der Applikation etwas weiter hinauszuschieben, nur gemacht, weil wir dauernd danach gefragt wurden. Das Ergebnis war erstaunlich. Nach 6 Stunden ist zumindest andeutungsweise ein Effekt da: Dies ist um so erstaunlicher, als im Tierorganismus der Metabolismus der Humanproteine ungefähr zehnmal schneller abläuft. Unsere Ergebnisse sind daher schon ein kleiner Hinweis darauf, daß auch nach der Infektion eine Applikation noch sinnvoll ist. Alles weitere sollten wir aber den Klinikern überlassen, die detaillierte Vorstellungen und auch handfeste Ergebnisse haben.

Lanser:

Haben Sie das Immunglobulinpräparat als Bolus oder fraktioniert verabreicht? Sie wissen, daß ich auch wegen der kurzen Halbwertszeit andere Therapievorstellungen habe. Vielleicht hätten Sie längere Überlebenszeiten erreicht, auch in der Kombination mit den Antibiotika, wenn Sie mehrere Dosen gegeben hätten.

Stephan:

Jeder, der mit Mäusen zu tun hat, weiß, daß schon die intravenöse Applikation bei der Maus ein kleines Kunststück ist. Wenn wir es uns leisten können, applizieren wir intraperitoneal. Eine Tropfinfusion an der Maus ist uns bisher noch nicht in den Sinn gekommen. Damit wäre das System wohl auch überfordert. Das ist auch gar nicht unsere Fragestellung. Wir wollen einfach nur unter standardisierten Bedingungen verschiedene Präparate prüfen, um zu sehen, ob wir in der richtigen Richtung arbeiten.

Heinrich:

Handelte es sich bei dem Modell mit dem *Staphylococcus aureus*-Toxin um Alpha-Toxin? Haben Sie nachträglich IgM gegeben? Nach meinen Erfahrungen mit Alpha-Toxin kommt im Prinzip innerhalb von Sekunden das Hexamer in der Membran jeder Körperzelle zustande und damit ein Loch in die Zelle. Dieses Phänomen ist eigentlich irreversibel. Wenn man aber die Effekte berücksichtigt, die Sie gezeigt haben, muß man eigentlich postulieren, daß ein Loch, das letztendlich die Zytolyse jeder Zelle induziert, durch sekundäre Gabe von IgM wieder repariert werden kann. Haben Sie dazu irgendeine Hypothese oder Phantasie anzubieten?

Stephan:

Ich möchte hier pragmatisch antworten: Wir haben einen Versuch unter reproduzierbaren Bedingungen gemacht. Das statistisch abgesicherte

Ergebnis habe ich vorgetragen. Im Mausorganismus haben wir nicht nachgeschaut, ob irgendwelche Löcher entstehen und ob sie repariert werden. Ich wiederhole nochmals: Damit wäre die Maus wahrscheinlich überfragt. Wir nehmen es aber als Anregung für die geplante Untersuchungsreihe an einer anderen Spezies. Andererseits möchte ich darauf hinweisen, daß der IgM-Antikörper eine extrem hohe Affinität zum Toxin hat. Das sind andere Größenordnungen als bei IgG. Vielleicht kann man unsere Ergebnisse so erklären: Nach der Toxinapplikation kommt bei unseren Standardversuchen der neutralisierende Antikörper direkt anschließend.

Ein IgM angereichertes Immunglobulinpräparat in der Behandlung von Sepsis und septischem Schock – eine kontrollierte randomisierte Studie

I. Schedel

Einleitung

Trotz der Entwicklungen der intensivmedizinischen Methodik und trotz der Verbesserungen der Antibiotika müssen wir feststellen, daß die Letalität septisch-toxischer Erkrankungen in den letzten Jahren nicht wesentlich gesunken ist.

Eine neue Publikation aus dem Sloan-Kettering-Institut führt uns das Problem und die Dringlichkeit dieses Sachverhalts klar vor Augen. Danach lag bei einem relativ großen Krankengut von über 200 Patienten die Letalität bei nicht-neutropenischen Fällen, überwiegend aus dem chirurgischen Bereich, immerhin bei 31%. Bei neutropenischen Patienten betrug sie 52%, und wenn man eine Untergruppe dieses neutropenischen Krankenguts auswertet, nämlich diejenigen Patienten, bei denen mehrere Erreger isoliert wurden, so beläuft sie sich sogar auf 80% [1]. Die klinische Symptomatik der septisch-toxischen Erkrankungen ist gerade in der wichtigen Frühphase außerordentlich kompliziert. Unsere eigenen Patienten wurden hinsichtlich der klinischen Symptomatik nach dem von Lehmkuhl, Lips und J. Pichlmayr kürzlich entwickelten „Hannover-Intensiv-Score" beobachtet und ausgewertet [2].

Pathogenetische Rolle des Endotoxins

Im Laufe der letzten Jahre hat sich aufgrund ausführlicher experimenteller Arbeiten gezeigt, daß gerade bei der gramnegativen Sepsis das Endotoxin im Mittelpunkt des pathogenetischen Interesses steht [3, 4]. Es konnte gezeigt werden, daß Endotoxin in ganz besonderer Weise in der Lage ist, Komplement zu aktivieren und damit zu einer Entzündungsreaktion zu führen, und daß es über den Hagemann-Faktor das Gerinnungssystem aktivieren kann. Auch das fibrinolytische System einschließlich Plasminogen und Plasmin kann aktiviert werden. Endotoxin ist in der Lage, aus Makrophagen und Granulozyten Mediatoren freizusetzen und das Kininsystem zu aktivieren. Natürlich werden auch Pyrogene freigesetzt, die zumindest für einen Teil der Fieberreaktionen verantwortlich zu machen sind. Ferner wurde in letzter Zeit eindrücklich nachgewiesen, daß Endotoxin wahrscheinlich über spezifische Zelloberflächenrezeptoren eine Reihe von granulozytären Funktionen inhibieren kann. Die Resultate derartiger Aktivierungen sieht man mitunter sehr eindrucksvoll bei den im Rahmen des septischen Prozesses auftretenden Hautreaktionen.

Bedeutung des Lipid A

Das gramnegative endotoxische Molekül beinhaltet vor allem das Lipid A, das als zentrale toxische Komponente dieses Moleküls anzusehen ist (Abb. 1) [5]. Es zeigt sich gleichzeitig eine immunologische Kreuzreaktivität des Lipid-A-Anteils fast aller klinisch relevanter gramnegativer Keime, so daß sich Lipid A besonders auch als Testantigen für Untersuchungen spezifischer, gegen gramnegative Endotoxin-Determinanten

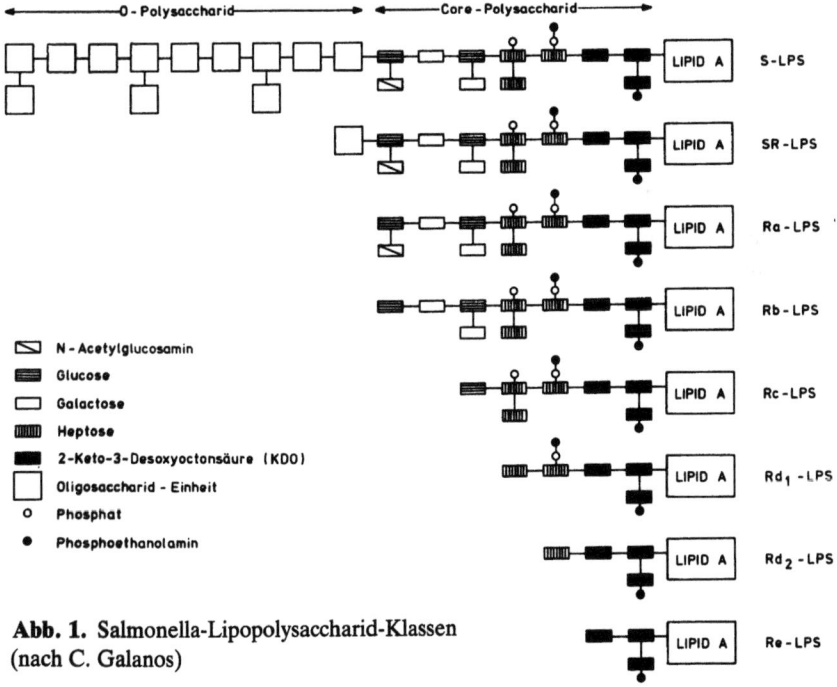

Abb. 1. Salmonella-Lipopolysaccharid-Klassen (nach C. Galanos)

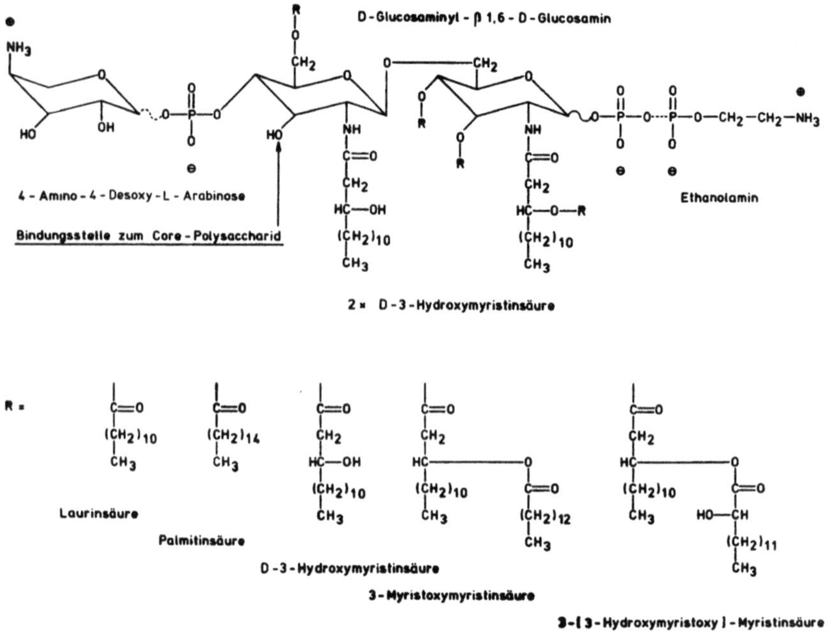

Abb. 2. Chemische Struktur von Salmonella-Lipid A (nach C. Galanos)

gerichtete, Antikörper anbietet. Dies eröffnet die Möglichkeit, aktiv gebildete Antikörper gegen Lipid A und damit gegen die Vielzahl verschiedener Endotoxine, die von verschiedenen Erregern stammen, bei individuellen Patienten zu testen, ohne bei jedem einzelnen Kranken ein auf seinen individuellen Keim abgestimmtes Testsystem benutzen zu müssen. Die Strukturformel des Lipid A ist in Abb. 2 wiedergegeben.

Zur quantitativen Erfassung des Endotoxins und insbesondere des Lipid A im Patientenserum benutzten wir den Limulus Amoebozyten Lysat (LAL)-Test und eine ELISA-Technik. Das Testprinzip des LAL-Tests beruht darauf, daß durch das im Serum eventuell vorhandene oder zu testende Endotoxin ein Proenzym aus der Hämolymphe des Limulus (Pfeilschwanzkrebs) zu einem Produkt aktiviert wird, das dann seinerseits in einer Farbreaktion gemessen werden kann [6].

In Abb. 3 ist die kaskadenförmige Reaktion des Limulus-Testes mit den verschiedenen Aktivierungsschritten dargestellt. Der Test bot gerade bei septischen Patienten in den früheren Modifikationen große Schwierigkeiten, die darauf beruhen, daß vor allem der Faktor C nicht nur

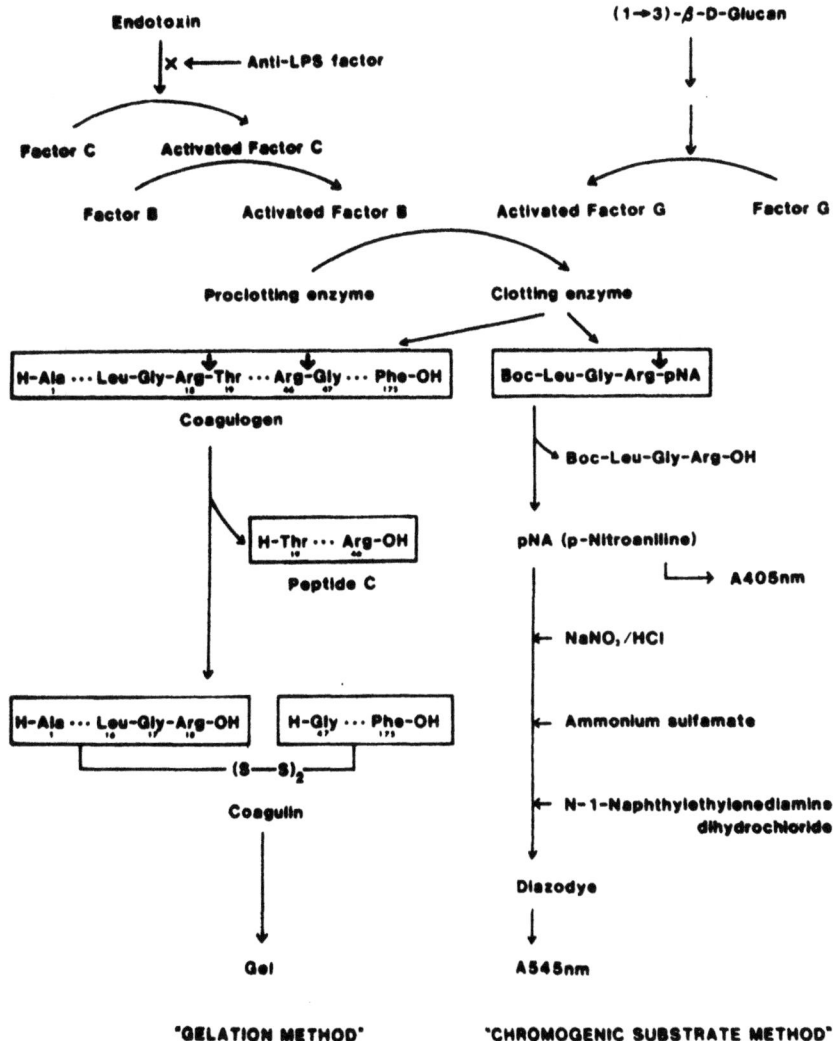

Abb. 3. Kaskadenförmige Reaktion des Limulus-Tests mit den jeweiligen Aktivierungsschritten

durch Endotoxin, sondern beispielsweise auch durch eine Vielzahl leukozytärer Mediatoren aktiviert werden kann. Unsere Arbeitsgruppe konnte zeigen, daß z. B. CSF in der Lage ist, diesen Faktor C zu aktivieren. Damit war es notwendig geworden, ihn zu modifizieren; einen solchen modifizierten Faktor C, einen modifizierten Limulus-Test mit chromogener Nachweisreaktion, verwendeten wir für unsere klinische Verlaufsbeobachtung [7]. Die Sensibilität des LAL-Tests ist außerordentlich hoch und geht bis in den unteren Pikogrammbereich hinein. Zur Spezifitätskontrolle führen wir einen selbstentwickelten ELISA-Test durch; dabei wird Lipid-A unter Verwendung von selbst präparierten monoklonalen Mausantikörpern gegen Lipid A in einem direkten Solid-phase-ELISA bestimmt. Die Sensitivität dieses ELISA ist natürlich längst nicht so hoch wie die des LAL; wir erreichen maximale Sensitivitäten zwischen 0,5 und 1 ng/ml Lipid A, während der LAL-Test zwei Zehnerpotenzen empfindlicher ist. Die Spezifität des Tests ist jedoch sehr hoch; in der Kombination beider Testsysteme für Endotoxin sehen wir die Möglichkeit, Aussagen über das Endotoxin in den Patientenseren zu machen. Unser laborinterner oberer Grenzwert liegt bei 12,2 pg/ml.

Neben Lipid A wurden im Rahmen der jetzigen Untersuchungen spezifische Antikörper gegen Lipid A mit einer indirekten ELISA-Technik bestimmt. Es wurden jeweils parallel IgG-Anti-Lipid A, IgM-Anti-Lipid A und IgG-Anti-RE im Serum der Patienten gemessen [8]. Letzteres ist ein Testantigen, das neben Lipid A auch noch Teile des Core-Polysaccharids des gramnegativen Endotoxins enthält, so daß hier also auch Antikörper im Patientenserum gemessen werden, die sich gegen die Core-Region gramnegativer Endotoxine richten.

Pilotuntersuchung

Wir führten zunächst eine Pilotuntersuchung bei 15 Patienten mit septisch-toxischen Erkrankungen durch. Um die Testmechanik und das Design unserer kontrollierten Studie zu demonstrieren, seien einige Daten aus dieser Pilotstudie genannt. Abb. 4 gibt den Kurvenverlauf von Endotoxin und IgG-Anti-Lipid A bei einer Patientin wieder, die wegen chronischer Pankreatitis nach Whipple operiert wurde und zunächst nicht septisch war. Dann aber entwickelten sich als Zeichen der Septikämie und der Endotoxinämie hochpositive Endotoxinwerte bis in den oberen möglichen Meßbereich. Zu diesem Zeitpunkt waren die spezifischen Antikörper gegen Lipid A in unserem ELISA nicht nachweisbar; sie entwickelten sich erst im weiteren Verlauf der Endotoxinämie. Höhere Konzentrationen von Lipid A-Antikörpern im Serum sind in der Regel, wie hier gezeigt, erst nachzuweisen, wenn das Antigen – in diesem Fall das gramnegative Endotoxin – aus der Zirkulation verschwunden ist.

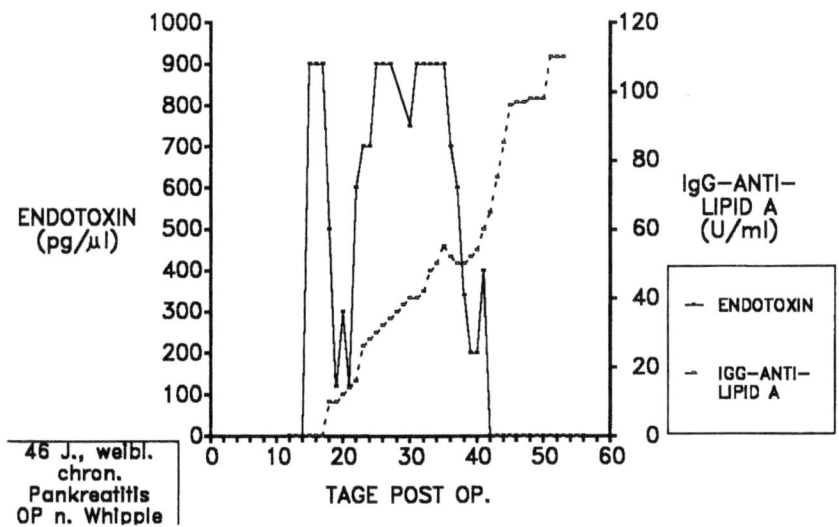

Abb. 4. Endotoxin und Endotoxin-Antikörper im Serum

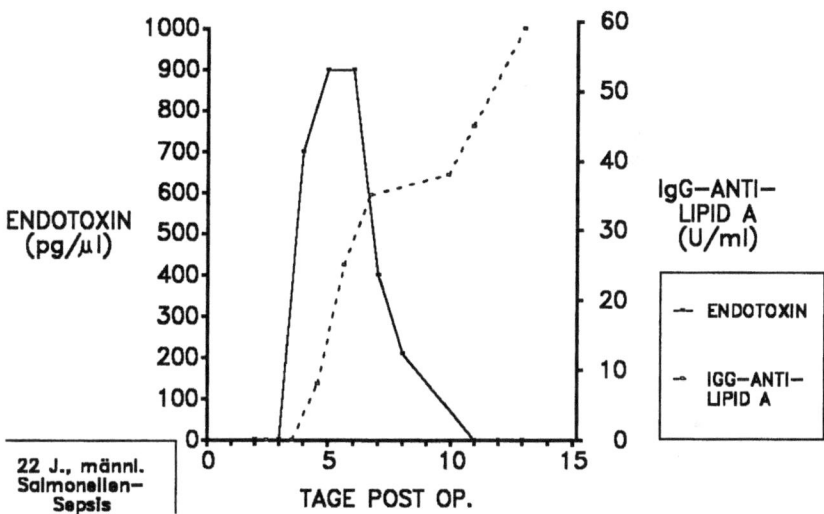

Abb. 5. Endotoxin und Endotoxin-Antikörper im Serum

Ein ähnliches Verhalten zeigt sich bei dem in Abb. 5 demonstrierten Patient. Es handelte sich um einen jungen Mann mit einer Salmonellose, der dünndarmteilreseziert wurde. Man erkennt auch hier den verspätet einsetzenden Anstieg der Antikörper gegen Lipid A.

Ein weiterer Fall aus der Pilotstudie betraf eine Krankenschwester unserer Station mit Urosepsis ohne vorausgegangenen Immundefekt, die wir sehr genau beobachten konnten. In der Frühphase der Erkrankung waren die Endotoxintests positiv; später, nach Gabe von IgM-haltigen Immunglobulinpräparaten, 600 ml am ersten und jeweils 300 ml am zweiten und dritten Tag, stiegen die IgM-Antikörper gegen Lipid A und mit einer Verzögerung von 14 Tagen auch die IgG-Antikörper gegen Lipid A an. Die Patientin fühlte sich wohl. Danach aber kam es zu einem dramatischen Abfall dieser Antikörper und dann zu einem erneuten starken Anstieg des Endotoxins mit sich daran anschließender septischer Symptomatik.

Prospektive randomisierte Studie

Vorgelegt wird hier die Zwischenauswertung einer trizentrischen Untersuchung, die noch nicht abgeschlossen ist. Die Einschlußkriterien sind in Tabelle 1 gezeigt. Besonders wichtig erscheint mir dabei der Punkt 6, das heißt, ein Intervall von nicht mehr als 24 Stunden zwischen Einsetzen der Symptomatik und Einleitung der Therapie mit dem Immunglobulinpräparat Pentaglobin. Es wurde also wirklich in der Frühphase behandelt, in der wir in der Pilotstudie den spezifischen humoralen Immundefekt gesehen hatten und in der wir es möglicherweise noch nicht mit irreversiblen Folgereaktionen des Endotoxins zu tun haben. Die Untersuchungsziele sind in Tabelle 2 wiedergegeben.

Wir verwendeten Pentaglobin, von dem wir zeigen konnten, daß es sowohl Antikörper vom IgG- als auch IgM-Typ gegen Lipid A und auch gegen LPS-RE enthält. Die Dosierung betrug, wie bereits erwähnt, 600 ml am ersten Tag und je 300 ml an den zwei darauffolgenden Tagen.

Tabelle 1. Einschlußkriterien

1. Temperatur > 38,5
2. Sepsisherd (nachgewiesen/wahrscheinlich)
3. Endotoxinaemie
4. (Positive Blutkultur)
5. Septischer Schock
6. Dauer der klinischen Symptomatik < 24 Std.

Mindestens 3 der Kriterien müssen vorliegen.

Tabelle 2. Ziele der Untersuchung

1. Evaluation prospektiver Bestimmung endotoxischer Komponenten im Serum mittels LAL und ELISA.
2. Evaluation prospektiver Bestimmung spezifischer antiendotoxischer Antikörper im Serum.
3. Klinische Wirksamkeit von IgM enthaltenden Immunglobulinpräparationen bei septisch toxischen Erkrankungen.

Insgesamt sind bis jetzt 54 Patienten aus dem internistischen und chirurgischen Bereich in die Untersuchungen einbezogen, ferner 12 Patienten mit Lebertransplantationen, die aber in der Hauptstudie nicht randomisiert wurden. Hinsichtlich des Alters wie auch der gefundenen Mikroorganismen, bei denen die gramnegativen Keime dominierten, waren die Gruppen mit und ohne Immunglobulin-Therapie vergleichbar.

Ergebnisse

Wir konnten eine signifikante Korrelation des IgM-Lipid-A-Antikörpertiters zur Frühletalität feststellen, definiert als Letalität innerhalb von 14 Tagen nach Beginn der septischen Symptomatik. Patienten mit niedrigen IgM-Antikörpertitern gegen Lipid A hatten eine schlechtere Prognose. Das gleiche gilt mit statistisch etwas schwächerer Ausprägung für den IgG-Lipid-A-Antikörpertiter.

Welche prognostische Aussage durch den Endotoxin-Nachweis möglich ist, geht aus Abb. 6 hervor. Als Meßparameter gilt wiederum die Frühletalität nach 14 Tagen, dargestellt nach dem Verlauf der Serumkonzentration von Lipid A, wobei eine Zunahme oder Abnahme als mindestens 50prozentige Abweichung vom Initialwert definiert war. Der gestrichelte Bereich der Kreise kennzeichnet die Überlebenden, der dunkle Bereich die Verstorbenen. Der Unterschied ist hochsignifikant; die Frühletalität betrug bei unverändertem oder ansteigendem Lipid A im Serum 80% und bei abfallendem Lipid A nur 10%.

In dem randomisierten Kollektiv von 27 Patienten ohne Behandlung mit IgM-angereicherter Immunglobulinpräparation verstarben 18, während 9 überlebten (Tabelle 3). Ganz anders war das Verhältnis in der mit dem Immunglobulinpräparat behandelten Gruppe: hier verstarben 5, während 22 Patienten überlebten (Tabelle 4). Die statistische Signifikanz im Chi-Quadrat-Test beträgt $p < 0,01$ (Tabelle 5).

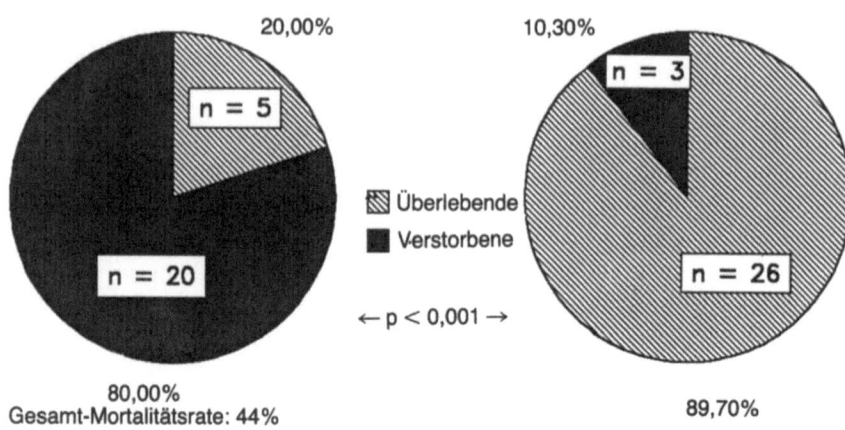

Abb. 6. Frühletalität und Veränderung des Serum-Lipid-A-Gehaltes

Tabelle 3. Serum-Endotoxin-Gehalt und Frühletalität (nach 14 Tagen) bei Patienten mit septischem Schock ohne Immunglobulin-Behandlung (Chi-Quadrat-Test: p < 0,01)

Serum-Endotoxin-Gehalt	Verstorbene	Patienten Überlebende	insgesamt
erhöht/unverändert	16	3	19
verringert	2	6	8

Tabelle 4. Serum-Endotoxin-Gehalt und Frühletalität (nach 14 Tagen) bei Patienten mit septischem Schock, die mit IgG-, IgA- und IgM-angereichertem Immunglobulinpräparat behandelt wurden (Chi-Quadrat-Test: p < 0,001)

Serum-Endotoxin-Gehalt	Verstorbene	Patienten Überlebende	insgesamt
erhöht/unverändert	4	2	6
verringert	1	20	21

Tabelle 5. Frühletalität (nach 14 Tagen) bei Patienten mit septischem Schock (Chi-Quadrat-Test: p < 0,01)

Behandlung	Verstorbene	Patienten Überlebende	insgesamt
mit Immunglobulin	5	22	
ohne Therapie	18	9	
Patienten (gesamt)	23	31	54

Zusammenfassung

Aufgrund dieser Daten kann man zusammenfassend feststellen, daß Immunglobulin-Präparate in der Lage sind, eine antiendotoxische Aktivität zu entfalten, daß sie bei gramnegativ septischen Patienten – insbesondere solchen, die nach den hier geschilderten Kriterien selektiert werden konnten – einen positiven klinischen Effekt gerade auch hinsichtlich der Frühletalität haben und daß in diesen Fällen derartige Immunglobulin-Präparate indiziert sein dürften.

Literatur

1. Sloan Kettering Institute. Dtsch Ärztebl 45, 7. Nov. 1987
2. Lehmkuhl P, Lips U, Pichelmayr I (1986) Der Hannover Intensiv Score (HIS) als neues Klassifikationssystem zu Verlaufskontrollen und Prognosestellung bei Intensivpatienten. Med Klinik 81, 235–240
3. Grob PJ, Hoch M, Brunner W (1987) Posttraumatisches/postoperatives Immundefektsyndrom. Schweiz Med Wschr 117, 471–480
4. Ziegler EJ, McCutchan JA, Fierer J, Glauser MP, Sadoff JC, Douglas H, Braude AI: Treatment of gram-negative bacteremia and shock with human antiserum to a mutant Escherichia coli. N Engl J Med 307, 1225–1230 (82)
5. Galanos C, Freudenberg M, Jay FA, Nerkar D, Veleva K, Brade H, Strittmatter W (1984) Immunogenic properties of Lipid A. Rev Infect Dis 6, 546–552
6. Harris RI, Stone PCW, Stuart J (1983) An improved chromogenetic substrate endotoxin assay for clinical use. J clin Pathol 36, 1145–1149
7. Nakamura T, Morita T, Iwanaga F (1986) Lipopolysaccharide sensitive serine protease zymogen (factor C) found in limulus hemocytes. Eur J Biochem 154, 511–521
8. Stoll Chr, Schedel I, Peest D (1985) Serum Antibodies Against Common Antigenes of Bacterial Lipopolysaccharides in Healthy Adults and in Patients with Multiple Myeloma. Infection 13(3):115–119

Diskussion

de Weck:

Wenn Sie, besonders am Anfang, einen hohen Endotoxintiter finden, aber kaum Lipid-A-Antikörper, fehlen diese dann wirklich? Oder ist das nicht eine Maskierung der schon vorhandenen Lipid-A-Antikörper und eine Komplexierung? Und wie ist es bei Patienten, die noch keine Endotoxine haben? Haben diese erhebliche Titer, oder kommt es wirklich zu einer Antikörperbildung?

Schedel:

Ich fange mit dem zweiten Teil der Frage an, da ich das hier nicht gezeigt habe. Wenn man ein normales, gesundes Spenderkollektiv auf diese Antikörper im ELISA untersucht, findet man regelmäßig Lipid-A-Antikörper sowohl vom IgG- als auch vom IgM-Typ, was nicht überrascht. Gramnegative Determinanten sind Bestandteile unserer mikrobiellen Umgebung und der Darmflora. Zum ersten Teil Ihrer Frage pflichte ich Ihnen bei, daß die niedrigen Antilipid-A-Titer, die wir in der Frühphase der septischen Episode sehen, zum großen Teil durchaus nicht dadurch bedingt sein können, daß die Produktion aufgrund des toxischen Prozesses irgendwie supprimiert ist, obwohl das auch eine Rolle spielen mag. Es ist aber auch möglich, und das ist unsere Hypothese, daß der überwiegende Teil im Sinne einer Neutralisation, einer Fixierung, sozusagen einer in vivo-Titration komplexiert ist und deswegen im Test nicht erscheint, aber auch funktionell nicht zur Verfügung steht. Der Fall der jungen Schwester, den ich erwähnte, mit den beiden septischen Episoden und der sequentiellen Verminderung von IgM- und IgG-Antilipid A, stützt eigentlich diese Hypothese. Da sahen wir einen Abfall der Antikörper, und als diese ganz unten waren, wurde dann der Endotoxin-Nachweis im Blut positiv.

Bergmann:

Sie haben sehr schön die prognostische Bedeutung der Lipid-A-Spiegel, insbesondere aber auch der Antikörper zeigen können. Mich würde interessieren, ob Sie Unterschiede fanden zwischen dem Kollektiv der chirurgischen und dem der internistischen Patienten, da die Etablierung von Lipid-A-Antikörpern sicherlich auch etwas mit einem funktionierenden humoralen Immunsystem zu tun hat und zu erwarten sein dürfte, daß das internistische Kollektiv vermutlich eher immunsupprimiert war durch zytostatische oder immunsuppressive Therapie. Haben Sie zwischen solchen Kollektiven eventuell Unterschiede sehen können?

Schedel:

Wir haben die Kollektive wegen der kleinen Zahlen nicht separat ausgewertet. Wir haben sie vielmehr deswegen zusammengenommen, weil wir in der Bestimmung der Parameter, die wir als Verlaufsparameter, als Prognoseparameter, auch als Selektionierungsparameter für eine Immunglobulin-Therapie evaluieren wollen, etwas Gemeinsames zwischen diesen Patienten sehen, ein Gemeinsames in der Pathogenese des septischen Prozesses.

Nitsche:

Ich bin überrascht, daß Sie bei gesunden Personen Endotoxin mit 12 pg im peripheren Blut finden, denn normalerweise findet man dort bei Gesunden kein Endotoxin, höchstens im Pfortaderblut. Meine zweite Frage betrifft die beiden Patienten aus der Pilotstudie, deren Dias Sie am Anfang zeigten, die mit den hohen Endotoxinwerten. Haben sie überlebt? Als drittes möchte ich noch eine Ergänzung geben zu Ihrem Dia über das Schema der Limulusreaktion. Das war der Taibreus trilentatus, dieser japanische Keilschwanzkrebs. Bei unserem Limuluskrebs, der von der Ostküste Amerikas kommt und dessen Lysat man hier kaufen kann, spielt der Faktor C keine Rolle.

Schedel:

Zur ersten Frage: Diese 12 pg sehen wir als oberen Grenzwert, nach unten hin offen, der nicht einer physiologischen Konzentration von Endotoxin entspricht. Es ist in erster Linie ein technischer Grenzwert, ein Background, der natürlich jeder Labormethode anhaftet. Wir brauchen ja eine Grenze, von der man ausgehen kann. Jenseits der Grenze ist ein pathologischer Wert anzunehmen. Was Ihre zweite Frage betrifft: Diese beiden Patienten haben überlebt. Die dritte Frage betraf den Faktor C. Wie Sie wissen, gibt es kommerziell sehr unterschiedliche Präparationen. Meine Aussage über die CSF-Aktivierung des Faktor C gründet sich auf ältere Untersuchungen vor 2–3 Jahren, die zusammen mit Herrn Fink publiziert wurden. Sie stützen sich auf unsere damalige, noch im Labormaßstab und noch nicht kommerziell erhältliche Limuluspräparation, eine Hämolymphepräparation. Inzwischen – und das ist ja auch im Sinne der Methode – stehen uns diese Tests zum Teil auch kommerziell zur Verfügung, die man zu klinikbegleitenden Untersuchungen aussagekräftig einsetzen kann.

Nitsche:

Zu diesen hohen Endotoxinwerten noch eine Frage: Sie haben sie über mehrere Tage beobachtet. Die Erfahrung zeigt aber, daß ein Patient, der länger als vier Tage einen freien Endotoxinspiegel über 200 pg hat, unweigerlich an Nierenversagen oder an Multiorganversagen stirbt. Die von Ihnen beobachteten Verläufe finde ich etwas überraschend.

Schedel:

Es handelte sich hier um individuelle Verläufe. Wie ich dargestellt habe, besteht eine hohe Assoziation der Endotoxinwerte mit der Letalität. In diesen Fällen war es nicht so.

Marget:

Sie haben beim Pentaglobin so schön gezeigt, daß die IgA-Fraktion sehr gut vertreten ist. Was halten Sie von der Wirksamkeit oder Bedeutung des IgA-Anteils? Meine zweite Frage: Wie kommen Sie auf eine zweckmäßige Dosierung? Es besteht ja ein eminenter Verdünnungseffekt des Globulins, also müßte man eine extrem hohe Dosis geben, wenn man einen optimalen Effekt haben will. Haben Sie das geprüft? Und die dritte Frage: Hatten Sie Patienten, die schon vorher Lipid-A-Antikörpertiter aufwiesen, und wie haben sich die verhalten?

Schedel:

Zur ersten Frage nach dem IgA-Gehalt: Das ist im einzelnen nicht untersucht und geht auch aus diesen Daten nicht hervor. Vor einigen Wochen hörten wir in Berlin einen kanadischen Kollegen, der sich besonders mit den IgA-Verläufen bei septischen Patienten beschäftigt hat. Er legte interessante Daten vor, daß auch IgA mit entsprechender Spezifität durchaus in der Lage ist, Endotoxin bei diesen Patienten zu inhibieren. Wir haben dazu keine eigenen Untersuchungen, aber man sollte es erwägen. Die zweite Frage zur Dosis: Die hier genannte Menge war eigentlich eine grob kalkulierte Dosis. Wir haben – was aufgrund der Voruntersuchungen wahrscheinlich jeder machen würde – versucht, die Endotoxinkonzentration zu erfassen, die Verteilung eines solchen Immunglobulinpräparates, von dem wir wußten, wieviel Antikörper es enthält, im Organismus zu berechnen und dann natürlich etwas höher zu dosieren, um einen gewissen Grad an Sicherheit zu haben. So ist dieses Dosierungsschema zustande gekommen. Die doppelte Dosis am ersten Tag gegenüber den beiden folgenden Tagen ging aus der Überlegung hervor, daß wir möglichst früh möglichst effektiv antiendotoxischen Einfluß ausüben wollten, um die Folgereaktionen des Endotoxins zu inhibieren, es also gar nicht erst so weit kommen zu lassen, weil es dann mit der Prognose schlecht steht. Bei dieser bereits erwähnten Patientin, der Krankenschwester mit der Urosepsis, wurden die IgM- und IgG-Antikörper gegen Lipid A im Laufe von 3–4 Tagen praktisch vollständig verbraucht; die Patientin geriet in einen sehr geringen Bereich, so daß das Antigen wieder positiv wurde. Ähnliche Verläufe sehen wir bei den Patienten mit Lebertransplantationen. Hier findet man gegenüber einem Normalkollektiv durchschnittlich erhöhte Antikörperkonzentrationen. Wenn diese Patienten septisch werden, beobachtet man einen relativ schnellen Verbrauch dieses präformierten, selbstgebildeten Antilipid A. Der Antikörperspiegel vor Auftreten des septischen Verlaufs sagt also nicht sehr viel über die Prognose der Sepsis aus, soweit man das aufgrund dieser Daten sagen kann. Während des septischen Prozesses spielt offenbar die Freisetzung von Endotoxin die Hauptrolle. Der septische Prozeß von seiten der Bakterien beherrscht das Bild, und hier entsteht der primäre Immundefekt. Es macht dann nicht viel Unterschied, ob die Patienten vorher etwas mehr oder etwas weniger Antikörper gegen Lipid A im Serum haben.

Bewertung der intravenösen IgM-Therapie bei schweren nosokomialen Infektionen (Ergebnis einer kontrollierten randomisierten Studie)

F. Vogel

Einleitung und Definition der Sepsis

Die Häufigkeit von krankenhauserworbenen Infektionen bei stationären Patienten schwankt zwischen 4,4 und 10,4% [2,10,16,20,42]. In besonderem Maße betroffen sind Patienten auf Intensivpflegestationen, bei denen aufgrund der invasiven Maßnahmen und der Abwehrschwäche des Patienten das größte Risiko von nosokomialen Infektionen besteht. Die Sepsishäufigkeit wird in der Literatur mit 14% auf Allgemeinstationen und 21% auf Intensivpflegestationen [2, 10, 16, 18, 20, 29, 34, 35, 43, 46] angegeben.

Aus pathologisch-anatomischer Sicht handelt es sich bei der *Sepsis* um eine Septikämie, d.h. um ein Krankheitsbild mit Eindringen von Erregern aus einem Körperherd in den Blutkreislauf, wobei eine besondere Reaktionslage des Körpers keine normale allgemeine Reaktion zuläßt [19,43). Allerdings handelt es sich bei der Sepsis um eine klinische Diagnose, die pathologisch-anatomisch mit unterschiedlicher Sicherheit verifiziert werden kann. Für die klinische Diagnose werden folgende Kriterien herangezogen [16,18,20]: hohes, intermittierendes Fieber mit Schüttelfrösten, Störung des Allgemeinbefindens und des Bewußtseins, Tachykardie sowie sekundäre Organstörung der Leber, der Niere und Gerinnungsstörungen, meist im Sinne des Verbrauchs und hämodynamische Komplikationen. Dabei kommt es darauf an, die klinische Diagnose der Sepsis rechtzeitig zu stellen, da bei dem lebensbedrohlichen Krankheitsbild sofort mit der Therapie begonnen werden muß, auch ehe noch eine Erregerdiagnose vorliegt. Der häufig geforderte Keimnachweis kann jedoch nicht als sicheres Kriterium einer Sepsis gewertet werden, da es nur in etwa 20% der Fälle gelingt, bei klinischem Verdacht auf Sepsis, einen relevanten Keim nachzuweisen.

Bei der Sepsis handelt es sich in den meisten Fällen um eine nosokomiale Infektion, die bei Patienten mit einem disponierenden Grundleiden auftritt.

Die disponierenden Faktoren einer Sepsis sind:
schwere Grundkrankheit
hohes Alter
lange Aufenthaltsdauer im Krankenhaus
immunsuppressive Therapie
Hospitalumgebung (invasive Maßnahmen, Operationen).

Ein weiterer Risikofaktor für nosokomiale Infektionen ist die breite und langdauernde Antibiotikabehandlung, die durch Induktion von sekundärer Resistenz oder Selektionsmechanismen in besiedelnden Schleimhautbereichen (Mund-Rachenraum, Intestinum) die dortige Standortflora verdrängen und so fakultativ-pathogenen Mikroorganismen den Weg bereiten kann. Wir konnten feststellen, daß sich durch die Antibiotikatherapie die Darmflora wesentlich ändert. Die Nachweishäufigkeit von *E. coli* wird geringer, die von *Pseudomonas aeruginosa* größer. Diese Auswirkungen waren umso ausgeprägter, je effektiver und breiter die Antibiotikatherapie war. In einer weiteren Untersuchung konnten wir zeigen, daß allein durch die Hospitalisation von Patienten im Krankenhaus deren normale Mundflora im Verlauf von 4 Wochen deutlich reduziert wurde, während Enterobacteriaceae signifikant zunehmen [43].
Schließlich sind in den letzten Jahren Untersuchungen über die Besiedlung von Kunststoffoberflächen mit fakultativ pathogenen Mikroorganismen durchgeführt worden, die zeigten, daß von inkorporierten Kunststoffmaterialien – intravasale Katheter, künstliche Herzklappen, Dialyseshunts u. ä. – erhebliche Risiken für nosokomiale Infektionen ausgehen [4, 5, 40].

Diagnostik und Klinik

Die Diagnose der Sepsis muß notwendigerweise nach den klinischen Symptomen gestellt werden. Auf jeden Fall muß jedoch vor Therapiebeginn versucht werden, den Erregernachweis im Blut oder im Sepsisherd zu führen. Da bis zum bakteriologischen Erregernachweis in aller Regel mehrere Tage vergehen, muß eine antibiotische Initialtherapie vor Erregerkenntnis vorgenommen werden.
In der Intensivmedizin läßt sich eine pragmatische Diagnose der Sepsis stellen, wenn bei einem entsprechend disponierten Patienten Infektionsparameter auftreten: Fieber, Leukozytose mit Linksverschiebung, dazu bei beatmeten Patienten eine Erhöhung des FiO_2 mit beginnenden Zeichen des akuten Lungenversagens und Erhöhung des inspiratori-

schen Druckes, Rückgang der Urinausscheidung und Anstieg der harnpflichtigen Substanzen mit Zeichen des akuten Nierenversagens, Anstieg der Leberenzyme, Gerinnungsstörungen und Bewußtseinstrübung. Oft hat der Patient eine typische rötlich-livide Hautfarbe im Halsbereich.
Beim Übergang in den septischen Schock, d. h. der Spätphase der septischen Erkrankung, finden sich Zeichen des Multiorganversagens mit Hypotonie, zunehmender Bewußtseinsstörung, schweren Gerinnungs-, Leberfunktions- und Stoffwechselstörungen, ausgeprägter Linksherzinsuffizienz sowie Zeichen des akuten Lungenversagens [6, 7, 14, 23, 32, 34, 36, 37, 43].

Sepsis – eine Permeabilitätserkrankung

Bei der Sepsis kommt es zu erheblichen Störungen des Proliferationsverhaltens von menschlichen Endothelzellen, die durch Toxine im Serum der Sepsispatienten ausgelöst werden können [19].
Uns stellte sich nun die Frage, welche Serumbestandteile für welche diese Störung verantwortlich sind.

Orientierende Untersuchungen

Wir untersuchten deshalb prospektiv 23 Patienten mit schwerer Sepsis und teilten sie wegen der unterschiedlichen Parameter retrospektiv in Gruppe A (Überlebende) und Gruppe B (Verstorbene) ein. Wie Tabelle 1 zeigt, waren die Patienten der Gruppe B älter, wurden länger behandelt und länger beatmet. Sie läßt überdies erkennen, welch ungünstige Prognose der klassische septische Schock hat.
Die Seren wurden mittels Gelfiltration an Sephadex G150 in 3 Fraktionen aufgetrennt: Die Proteinfraktion I mit Alpha-2- und Gamma-

Tabelle 1. Patientengut der prospektiven Studie. A = Überlebende, B = Verstorbene

	Gruppe A	Gruppe B
n	9	14
∅ Alter	39	48
∅ Aufenthalt	11	19
∅ Beatmung	6	17
sept. Schock	5	10
kardiog. Schock	2	4
kein Schock	2	–

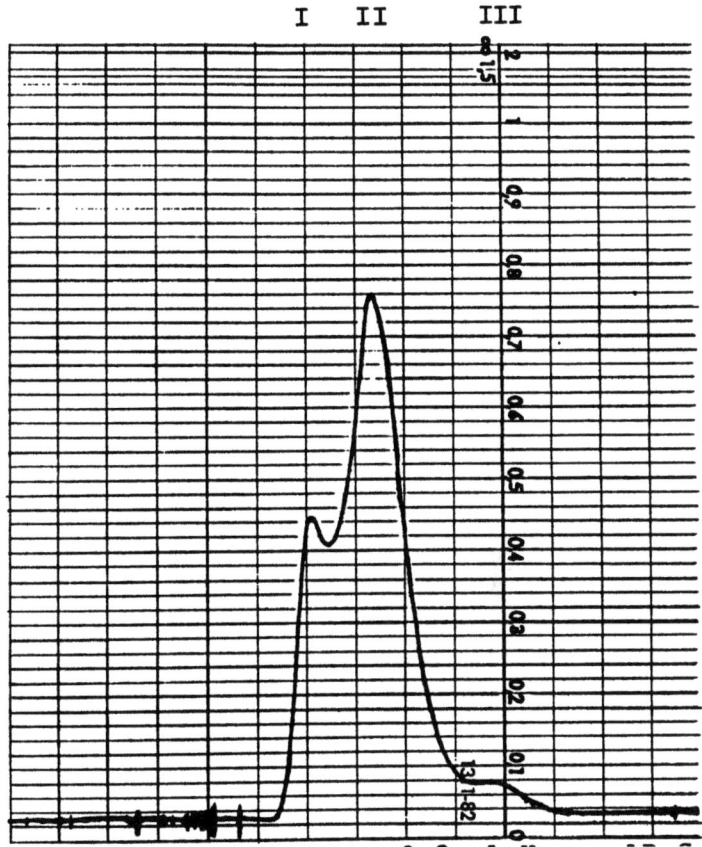

Abb. 1. Eiweißmuster eines Gesunden (Sephadex G 150)

Makroglobulinen, Beta-Lipoproteinen, Haptoglobin, Fibrin, die Proteinfraktion II mit IgG- und Albumin und die Proteinfraktion III, die u. a. Präalbumin enthält, von uns „Schockfraktion" genannt.
Die Abb. 1 zeigt das Eiweißmuster einer Normalperson. Demgegenüber weisen Patienten mit schwerer Sepsis, die sie überlebten, eine deutliche Zunahme der Fraktion III auf (Abb. 2, links), die im Präfinalstadium (Abb. 2, rechts) fast das gesamte Eiweißmuster beherrscht. Es ist eine niedermolekulare Eiweißfraktion mit einem Molekulargewicht von etwa 10000 Dalton.
Ordnet man die Patienten nach dem Verlauf, so erkennt man signifikante Unterschiede dieser „Schockfraktion": Bei den Kontrollpersonen

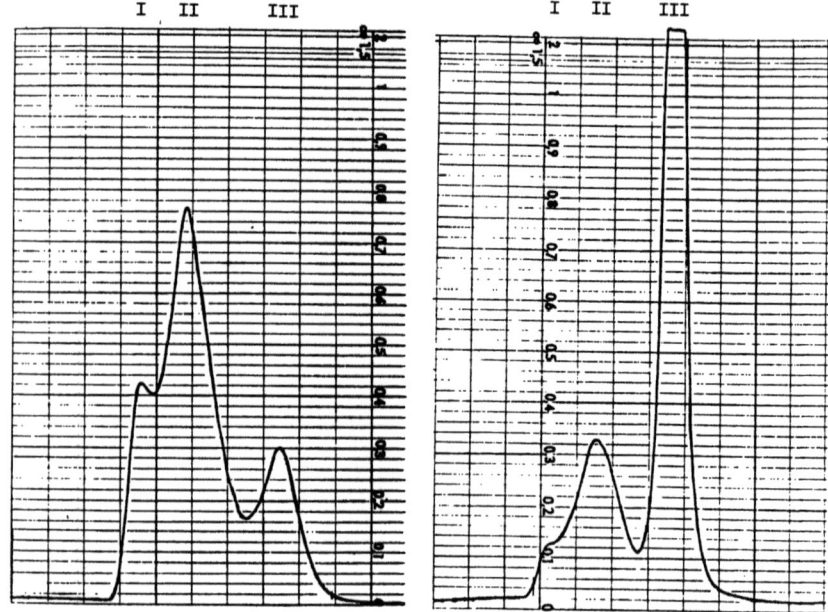

Abb. 2. Eiweißmuster eines Patienten mit schwerer Sepsis (Sephadex G 150), *links* deutliche Zunahme der Fraktion III, die im Präfinalstadium fast das gesamte Eiweißmuster beherrscht *(rechts)*

liegt sie unter 5%, bei den Kranken, die die Sepsis überlebten, ist sie deutlich höher, und bei denjenigen, die an der Sepsis verstarben, liegt sie über 35%; dieser Wert kann als diskriminierende Marke gelten. Die Einzelauswertung ergab, daß die Maximalwerte der Fraktion III stark differierten, und auch der letzte Wert (vor Entlassung oder Exitus) war in beiden Gruppen signifikant unterschiedlich. Zwischen dem Grad der toxischen Dysproteinämie und dem Verlauf findet sich also eine signifikante Korrelation.

Aus Abb. 3 ist die Bedeutung der 35%-Marke als diskriminierende Grenze erkennbar: Links finden sich die maximalen bzw. letzten Werte der Überlebenden (Gruppe A), rechts diejenigen der Verstorbenen (Gruppe B), die durchweg über 35% liegen. Dieser Grenzwert hat eine hohe Sensitivität (87,5%) und Spezifität (93,7%). Wenn also der niedermolekulare Anteil der Serumproteine eines Sepsispatienten auf 35% oder darüber ansteigt, liegt die Wahrscheinlichkeit eines letalen Ausgangs bei 94%.

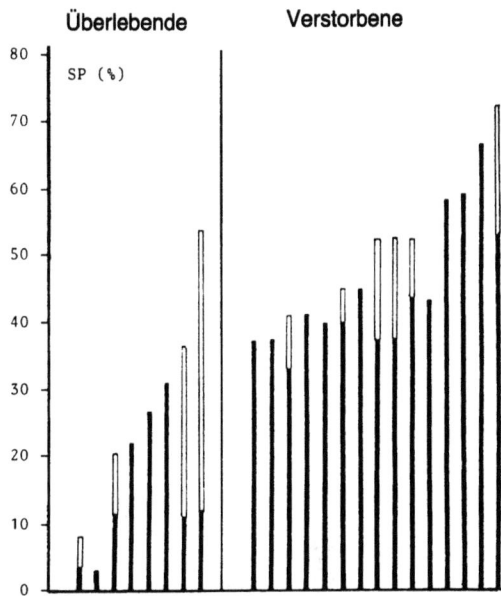

Abb. 3. Maximalwert ☐ und letzter Wert ■ bei Überlebenden und Verstorbenen

Therapie der Sepsis mit IgM-angereichertem Immunglobulin

In einer prospektiven, randomisierten Studie wurde IgM-angereichertes Immunglobulin (Pentaglobin) in einer Dosierung von je 10 g intravenös an drei Tagen verabreicht. Ein Doppelblindverfahren war aus ethischen Gründen nicht möglich. Aufnahmekriterien waren schwere Infektionen, Sepsis, Pneumonie und Multiorganversagen. In der Pentaglobin- und der Kontrollgruppe befanden sich je 25 Patienten (Tabelle 2).

Tabelle 2. Klinische Aufnahmekriterien für die randomisierte Studie mit IgM-angereichertem Immunglobulin

	IgM	Kontrolle
gesamt	25	25
Alter	50,8 ± 15,5	54,5 ± 12,0
Beatmung	20	23
Pneumonie	20	21
Dialyse/ANV	15	15
Sepsis	14	12
Intoxikation	2	1
Peritonitis	1	0

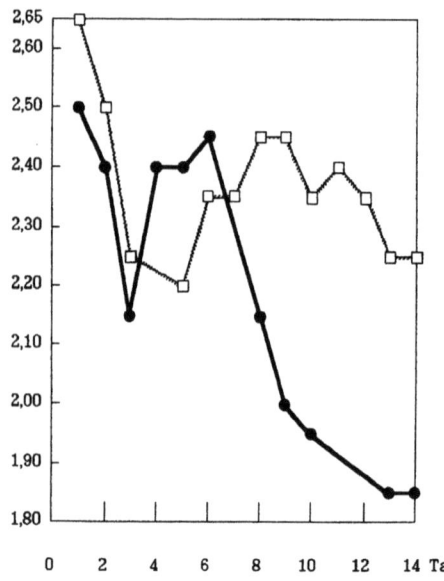

Abb. 4. FiO$_2$-Score. Sauerstoffbedarf der Patienten, □ Therapiegruppe, ● Kontrollgruppe

Ergebnisse

Hinsichtlich des Parameters „Fieber" ergab sich in der Therapiegruppe eine deutliche Tendenz zum Abfall der septischen Temperaturen, während in der Kontrollgruppe das Fieber eher anstieg. Ähnlich verhielten sich die anderen Parameter. Bei den Pneumonie-Patienten war der prozentuale Anteil der Infiltrationen in der Therapiegruppe rascher rückläufig als in der Vergleichsgruppe. Ebenfalls ein signifikanter Unterschied war beim FiO$_2$-Score der von unserer Arbeitsgruppe aufgestellt wurde, festzustellen (Abb. 4). Dieser Score besagt, wieviel Prozent Sauerstoff die Patienten brauchen; je höher der Wert des FiO$_2$-Score, desto besser. Das härteste Wirksamkeitskriterium für ein Sepsistherapeutikum ist die Überlebensrate. In der vorliegenden Studie verstarben von der Kontrollgruppe 11, von der Therapiegruppe 6 Patienten. 4 Kontrollpatienten und 7 aus der Pentaglobin-Gruppe konnten entlassen werden, während sich die restlichen Patienten am Ende des Beobachtungszeitraums noch in stationärer Behandlung befanden. Die Verlaufsbeobachtung zeigt, daß in der Pentaglobin-Gruppe während der ersten drei Tage 5 Patienten rasch verstarben – vermutlich infolge der raschen Progredienz der schweren Grundkrankheit mit septischem

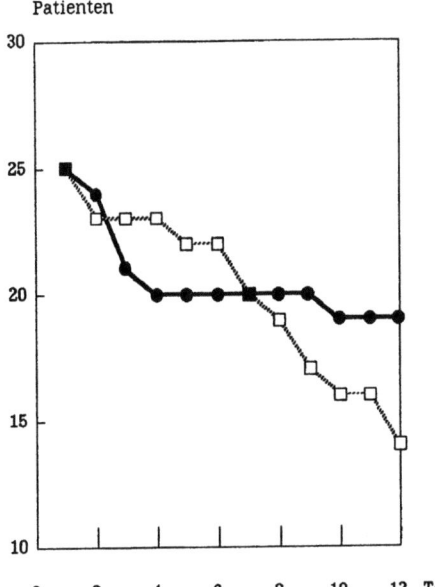

Abb. 5. Überlebensrate in der Pentaglobin- und der Kontrollgruppe (□ Kontrolle, ● IgM-Gruppe)

Schock, so daß Pentaglobin möglicherweise seine Wirkung nicht mehr entfalten konnte. Im weiteren Verlauf verstarb aber nur noch ein Kranker. Im Gegensatz dazu ergab sich eine kontinuierliche Sterberate in der Kontrollgruppe (Abb. 5). Patienten der Behandlungsgruppe konnten zudem die Intensivstation wesentlich früher verlassen. Die Ergebnisse unserer Untersuchung zeigen die Bedeutung einer adjuvanten Therapie schwerer komplizierter Infektionen mit dem eingesetzten Immunglobulinpräparat.

Literatur

1. Camann U (1980) Das Kombinationsverhalten von Azlocillin mit Cefoxitin bzw. Cefuroxim. Dissertation Frankfurt/Main
2. Daschner F (1981) Krankenhausinfektionen in einem Universitätsklinikum. DMW 106:101
3. Duswald KH, Jochum M, Witte J, Fritz H (1983) Pathobiochemie ausgewählter Plasmaproteine in der Sepsis. Beitr Infusionsther Klin Ernähr 10:102
4. Exner M, Tuschewitzki GJ (1983) Extrazelluläre polymere Substanzen von Mikroorganismen – Vorkommen und krankenhaushygienische Bedeutung. Hyg Med 8:37
5. Exner M, Tuschewitzki GJ, Thofern E (1983) Untersuchungen zur Wandbesiedlung der Kupferrohrleitung einer zentralen Desinfektionsmitteldosieranlage. Zbl Bakteriol Hyg (B) 177:170

6. Fine J (1964) Septic Shock. JAMA 188:127
7. Freid MA, Vosti KL, Alto P (1968) The importance of underlying disease in patients with gramnegative bacteremia. Arch Intern Med 121:418
8. Glinz W, Grob PJ, Nydegger UE, Ricklin T, Stamm F, Stoffel D, Lasance A (1985) Polyvalent immunoglobulins for prophylaxis of bacterial infections in patients following multiple trauma. Intensive Care Med 11:288
9. Grundmann R, Thul P, Pichlmaier H (1985) Prophylaktische Immunglobulingabe nach größeren Magenresektionen. Dtsch Med Wschr 110:529
10. Haley RW, Hooton TM, Culver DH, Stanley RC, Emori TG, Hardison CD, Quade D, Shachtman RH, Schaberg DR, Shah BV, Schatz GD (1981) Nosocomial infections in U.S. hospitals 1975–1976. Am J Med 70:947
11. Hartlapp JH, Schmidt RE, Illiger HJ (1983) Verminderung der Infekthäufigkeit nach Polychemotherapie metastasierter Hodentumoren durch Immunglobuline. Beitr Infusionsther Klin Ernähr 11:69
12. Hartlapp JH (1984) Empirische Antibiotikatherapie bei leukopenischen Patienten. Fortschritte der antimikrobiellen und antineoplastischen Chemotherapie, Band 3-1:39
13. Helm E, Shah PM, Stille W (1974) Untersuchungen zum zeitlichen Ablauf der Bakterizidie. Med Welt 25:644
14. Just HM, Metzger W, Vogel R, Pelka B (1986) Einfluß einer adjuvanten Immunglobulintherapie auf Infektionen bei Patienten einer operativen Intensiv-Therapie-Station. Klin Wschr 64:245
15. Knothe H (1979) Septische Erkrankungen: Erregerspektrum. Diagn Intensivther 4:68
16. Langmaack H (1980) Erfassung von nosokomialen Infektionen. Klinikarzt 9:326
17. Lode H, Madey V, Dzwillo G, Borner K, Koeppe P (1983) Serum bactericidal activity and kinetics of azlocillin and moxalactam after single and combined administration. Journal of Antimicrobial Chemotherapy 11, Suppl B:00–06
18. Lode H (1983) Therapie der Sepsis (1983) Arzneimitteltherapie. Informationen zur Pharmakotherapie in der Klinik 1:82
19. Mittermayer C, Shiga J, Vogel F (1983) Die Sepsis aus der Sicht des Pathologen. Beitr Infusionsther Klin Ernähr 10:1
20. Munzinger J, Bühler M, Geroulanos S, Lüthy R, v. Graevenitz A (1983) Nosokomiale Infektionen in einem Universitätsspital. Schweiz Med Wschr 113:1782
21. Neu HC, Fu KP (1978) Synergy of azlocillin and mezlocillin combined with aminoglycoside antibiotics and cephalosporins. Antimicrob Agents Chemother 13:813
22. Neu HC, Labthavikul P (1982) Combination of mezlocillin and azlocillin with cephalosporin antibiotics: cefoxitin, cofoperazone, cefotaxime and moxalactam. J Antimicrob Chemother 9, Suppl A:101
23. Ritz R (1975) Septisch-toxischer Schock. DMW 100:1667
24. Schedel I (1982) Intravenöse Immunglobulin-Substitution bei sekundärem Antikörpermangelsyndrom. diagnostik & intensivtherapie 7:254
25. Schimpf SC (1982) Empiric antibiotic therapy for granulocytopenic patients. Bull N.Y. Acad Med 58:750
26. Schmidt RE, Hartlapp JH, Niese D, Illiger HJ, Stroehmann I (1984) Infection 12:167
27. Schöffel U, Kopp K, Männer H, Vogel F, Mittermayer C (1982) Human endothelial cell proliferation inhibiting activity in the sera of patients suffering from "shock" or "sepsis". Eur J Clin Invest 12:165
28. Schwigon CD (1982) Therapie bronchopulmonaler Infektionen bei Intensivpatienten mit Cefotaxim/Ticarcillin. Infection 10:159
29. Setia U, Gross PE (1977) Bacteremia in a community hospital. Arch Intern Med 137:1698

30. Shah PM, Helm E, Stille W (1979) Behandlung von Infektionen durch multiresistente Erreger mit Cefoxitin. Infection 7, Suppl 1:95
31. Shah PM, Knothe H (1984) Initialtherapie von Infektionen bei hospitalisierten Patienten. Umweltmedizin 4:55
32. Shah PM, Helm EB, Stille W (1980) Managment of severe systemic infections caused by multiple resistant organism. J Antimicrob Chemother 5, Suppl A:269
33. Shah PM, Siegel K, Stille W (1982) Klinische Erfahrungen mit einer ungezielten antibakteriellen Breitspektrum-Therapie. Infection 1:85
34. Siegenthaler W, Lüthy R, Vetter H, Siegenthaler G (1972) Diagnostik und Therapie der Septikämien. Schweiz Med Wschr 102:593
35. Simon C, Lindner U, Hartlapp JH (1984) Venenkatheter-Sepsis. Umweltmedizin 1:3
36. Stellpflug H (1982) Pulmonale und hämodynamische Veränderungen im Endotoxin-Schock. Fortschr Med 100:2175
37. Stille W (1976) Zur Klinik septikämischer Erkrankungen. Infection 4:224
38. Stille W, Elsser E (1981) Kombinationen von Betalactam-Antibiotika. W. Zuckschwerdt München
39. Vogel F (1983) Antibiotikatherapie bei schweren Infektionen. Anästh Intensivther Notfallmed 18:250
40. Vogel F, Exner M, Tuschewitzki GJ, Leinhos C (1984) Adhäsion von Mikroorganismen an Beatmungstuben. DMW 109:1148
41. Vogel F, Hartlapp J, Spannbrucker N, Krack K (1984) Kombinationstherapie mit Cefotiam und Piperacillin bei immunsupprimierten Patienten. FAC 3–1:43
42. Vogel F, Exner M, Werner H (1987) Im Krankenhaus erworbene Infektionen. Med Welt 38:91
43. Vogel F, Exner M, Franke P, Gien C (1987) Nosokomiale Sepsis. Immunität und Infektion 15:91
44. Vogel F (im Druck) Antibiotikatherapie respiratorischer Infektionen. MMW
45. Wiedemann B (1983) Übersicht über die heute verfügbaren Antibiotika aus bakteriologischer Sicht. Intensivbehandlung 8:77
46. Zimmerli W (1984) Sepsis in der Intensivmedizin: Prädisposition, Pathogenese und Diagnose. Schweiz Med Wschr 114:1074

Diskussion

Schmidt:

Welche Proteine sind neben den Präalbuminen sonst noch in der sog. Schockfraktion enthalten, und warum steigt in der septischen Phase das Präalbumin an? Hat Herr Mittermayer (Aachen) auch geprüft, welche Substanzen – möglicherweise Proteine, wahrscheinlich eher Leukotriene – für den Endothelzellschaden bei den Sepsispatienten verantwortlich sind?

Vogel:

Ob ursächlich diese Sepsisproteine oder diese Fraktion daran schuld sind, daß die Endothelzellen vernichtet werden, kann man nicht sagen. In der Schockfraktion sind viele Stoffe enthalten, aber wir nennen sie Präalbuminfraktion, weil normalerweise der überwiegende Teil aus Präalbumin besteht. Sie enthält auch Bakterien-Toxine und zelluläre Abbauprodukte und Mediatoren. Was im einzelnen wirkt, bleibt der Spekulation vorbehalten. Herr Stephan, Sie haben doch diese Plasmafraktionen aufgearbeitet. Was haben Sie gefunden?

Stephan:

Wir haben einige Ihrer toxischen Seren mit der HPLC geprüft und in der niedermolekularen Fraktion eindeutig Aminosäuren bzw. niedermolekulare Peptide gefunden. Dies geht Hand in Hand mit einer Reduktion der hochmolekularen Fraktion. Dort haben wir nachgewiesen, daß insbesondere das IgM sehr stark reduziert ist, und gleichzeitig auch die antibakteriellen Antikörper.

Raedler:

Tatsächlich ist ja die Leukozytose ein gängiger Parameter für ein septisches Geschehen. Aus klinischer Sicht ist aber die Leukopenie bei diesen Patienten noch dramatischer. Insofern sehe ich eigentlich keinen Sinn darin, als Parameter Mittelwerte der Leukozyten im peripheren Blut zu bestimmen.

Vogel:

Bei anderen Untersuchungen unserer Arbeitsgruppe hat sich tatsächlich herausgestellt, daß der Leukozytenverlauf keine verwertbaren Hinweise gibt.

Scharf:

Sie haben gezeigt, daß die Kontrollgruppe und die IgM-behandelte Gruppe bezüglich Grunderkrankung und Organkomplikationen gut vergleichbar waren. Für die Interpretation Ihrer Daten würde mich aber auch interessieren, ob beide Gruppen bezüglich der Keime, die den Septikämien zugrunde lagen, und der antibiotischen Protokolle, die Sie verwendet haben, vergleichbar waren.

Vogel:

Die Antibiotika waren gleich, und selbstverständlich waren auch alle Begleitmaßnahmen standardisiert. Das entscheidende Problem sind die Keime, und deshalb kommen wir ja auch von der Sepsisdefinition mit Keimen ab. Bei eindeutigem klinischem Verdacht auf Sepsis können wir überhaupt nur in 16% unserer Patienten einen vermutlich relevanten Keim, und dann meist zu spät, nachweisen. In der Regel erfolgt also jede Infektionstherapie im klinischen Alltag – selbst bei Studien – ohne initiale und oft ohne auch spätere Erregerdiagnose. In unserer Studie konnten wir bei rund 40% den wahrscheinlichen Erreger identifizieren.

Kontinuierliche Infusion von
i.v.-Immunglobulin M im septischen Schock

K. Lanser, S. Balikcioglu

Einleitung

Zur Entwicklung der septischen Komplikation einer Infektionskrankheit gehört neben der lokalisierten Keimansammlung die Generalisation. Die Invasion von Erregern in die Blutbahn als sog. Bakteriämie ist von der Septikämie abzugrenzen, die meist einer Endotoxinämie entspricht. Das Frühstadium des septischen Schocks ist charakterisiert durch eine hyperdyname Kreislaufregulation mit einem Herzindex > 6 l/min/m^2 und einen peripheren Gefäßgesamtwiderstand < 600 dyn/sec/cm^{-5}. In der prognostisch sehr ungünstigen hypodynamen Phase im Spätbild des septischen Kreislaufversagens ist der Herzindex $< 2,5$ l/min/m^2 und der periphere Gesamtwiderstand > 1200 dyn/sec/cm^{-5} [1].
Trotz der Therapie mit hochwirksamen Antibiotika im gramnegativen septischen Schock ist die Mortalität in der hypodynamen Phase sehr hoch. Allein in der Frühphase gilt heute die Kombination von antibakterieller und antitoxischer Behandlung als noch ausreichend erfolgversprechend. Da die antimikrobielle medikamentöse Behandlung einer Wirksamkeitslatenz unter klinischen Gesichtspunkten bedarf, kommt der sofort einsetzenden Wirkung von antitoxischen Maßnahmen eine besondere Bedeutung zu [2, 3, 4].

Therapie mit Immunglobulinpräparaten (i.v.)

IgM-angereicherte Immunglobulinpräparate zur intravenösen Verabreichung scheinen optimale Voraussetzungen für eine rasch einsetzende anti-endotoxische Wirkung zu besitzen [5, 6, 7]. Das IgM-angereicherte Immunglobulinpräparat Pentaglobin beinhaltet Antikörper gegen die häufigsten Sepsiserreger. Rosenthal [8] berichtete 1986 über die Ergebnisse einer multizentrischen Studie, bei der in einem Zweijahres-Zeitraum (1983–1985) aus Blutproben von 11 Instituten aus der Bundesrepublik Deutschland, zwei Instituten aus Westberlin und zwei Instituten aus Österreich bei 8500 Patienten 8999 Erreger angezüchtet und analysiert wurden. In über 80% waren Spezies von Staphylokokken, Streptokokken, Pseudomonas, E. coli, Klebsiellen, Serratia und Proteus für die Induktion des septischen Krankheitsbildes verantwortlich. Nach Stephan et al. [9] enthält das humane Immunglobulin M-Präparat, Pentaglobin, Antikörper gegen alle diese bakteriellen Antigene.

Kontrollparameter und Therapieschema

Entsprechend der bisherigen Therapieempfehlung (300 ml Pentaglobin/Tag an 3 aufeinanderfolgenden Tagen) wurden 6 Patienten im Frühstadium eines septischen Schocks unterschiedlicher Ätiologie behandelt. Die Vitalparameter der Atmung und des Herz/Kreislauf-Systems (System = arterieller, pulmonalarterieller und pulmonalkapillärer Druck, Herzminutenvolumen, Atem- und Herzfrequenz sowie Blutgasanalyse) wurden routinemäßig auf der Intensivstation intermittierend registriert. Als permanenter Verlaufsparameter wurde die Kerntemperatur mit Hilfe einer rektalen Sonde erfaßt und mikroprozessorgesteuert gespeichert.

Der jeweilige Therapiezyklus konnte mit Hilfe der Computerverarbeitung als in 4 Segmenten darstellbar analysiert werden (Abb. 1).
Die Medikamentenphase entspricht überwiegend dem Zeitraum der parenteralen Zufuhr des Immunglobulin M-Präparates. Überlappend beginnt eine sog. Reaktionsphase, bei der es zu einer zunehmenden Toxin-/Antitoxin-Interaktion kommt. Eine erhöhte Körpertemperatur sinkt progredient, gegebenenfalls bis zur Normothermie. Im anschließenden etwa 6–8stündigen Zeitraum stehen Antitoxin und Toxin im Gleichgewicht. Diese Neutralisationsphase geht mit weitgehend normalen Körpertemperaturen und nur gering ausgeprägten klinischen Symptomen einher, und die Atmungs- sowie Kreislaufparameter sind stabil. Danach setzt eine Phase ein, die durch erneute Verschlechterung der klinischen Parameter gekennzeichnet ist und einer abklingenden antitoxischen Effizienz des Immunpräparates entspricht. Sofern die antibakterielle Behandlung noch nicht einen optimalen Wirkungsgrad erreicht hat, können am Ende der Abklingphase gleiche Bedingungen wie in der initialen Schockphase vor der Therapie beobachtet werden. Dieser Verlauf entspricht früheren Beobachtungen bei septischen Krankheitsbil-

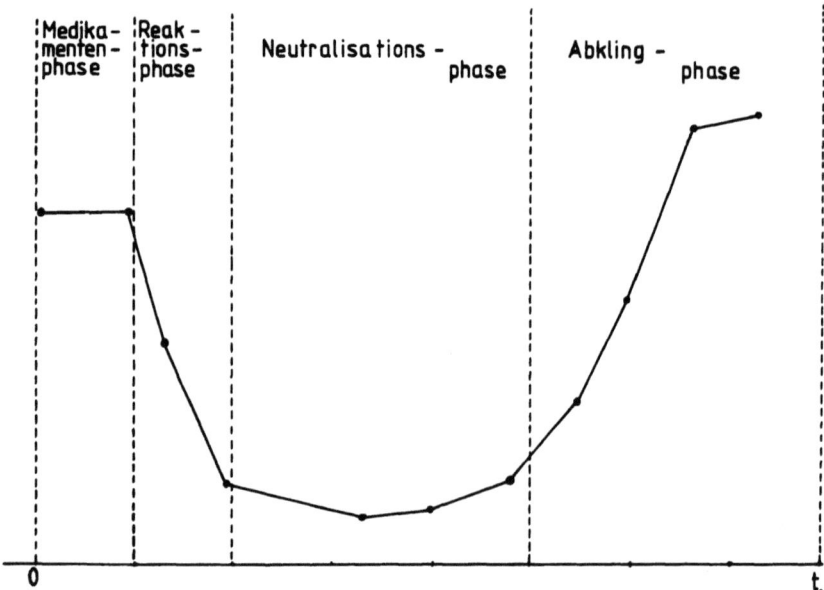

Abb. 1. Zeitliches Auftreten unterschiedlicher Toxin-/Antitoxin-Interaktionen bei Gabe eines Immunglobulin M-haltigen Präparates in der hyperdynamen Phase des septischen Schocks (Medikamenten-, Reaktions-, Neutralisations-, Abklingphase)

dern, die als „endogener antitoxischer Reaktionszyklus" beschrieben wurden.

Beobachtungen, Analysen und gedankliche Interpretation der zugrundeliegenden Reaktionsmechanismen in den einzelnen Therapiesegmenten führten zur Neuformulierung einer antiendotoxischen Behandlung mit Hilfe eines IgM-angereicherten Immunglobulin-Präparates.

Die Gabe einer initial hohen Substanzmenge sollte zur Etablierung der klinisch und prognostisch günstigen Neutralisationsphase führen. In der anschließenden Behandlungsphase unterliegt das therapeutische Streben den Bedingungen, ein Gleichgewicht zwischen den Quantitäten von Toxinen und Antitoxinen zu erreichen und zu erhalten. Dieses kann durch eine permanente intravenöse Applikation von Pentaglobin bis zur Optimierung der antibakteriellen Behandlung erreicht werden.

Bei bisher 18 Patienten mit beginnendem septischen Schock, hervorgerufen durch unterschiedliche Infektionserreger, wurde 100 ml Pentaglobin als Initialdosis verabfolgt. Die Patienten wurden aufgrund klinischer Sepsiskriterien in die Studie aufgenommen. Einzelheiten der Studie,

Einschlußkriterien, demographische Daten und klinische Diagnosen der Patienten werden nach Vorliegen der Analyse der einzelnen Meßparameter an anderer Stelle berichtet [10]. Über einen Perfusor erfolgte die weitere Behandlung mit 8 ml Pentaglobin/Stunde. Beispielhaft sind in der Abb. 2 die Kerntemperaturverläufe von 3 Patienten [9, 13, 14] dargestellt.

Die Gabe der "loading dose" von 100 ml erfolgte innerhalb eines Zeitraumes von 60–90 Minuten. Anschließend wurden 8 ml Pentaglobin/Stunde über die automatische Infusionspumpe verabfolgt. Auch hier ist nach der Medikamenten- und Reaktionsphase die Ausbildung einer Neutralisationsphase zu erkennen. Durch die permanente Zufuhr des Immunglobulin M-Präparates unterbleibt die Ausbildung der sogenannten Abklingphase. Die Dauer der permanenten Wirkstoffzufuhr war bei den einzelnen Patienten unterschiedlich und wurde bis zu 112 Stunden fortgeführt.

Die Menge des stündlich zugeführten Pentaglobins konnte im Laufe der Behandlung jeweils reduziert werden. Führte eine stündliche Gabe von 2 ml Pentaglobin nicht mehr zu einem Anstieg der Körpertemperatur, so

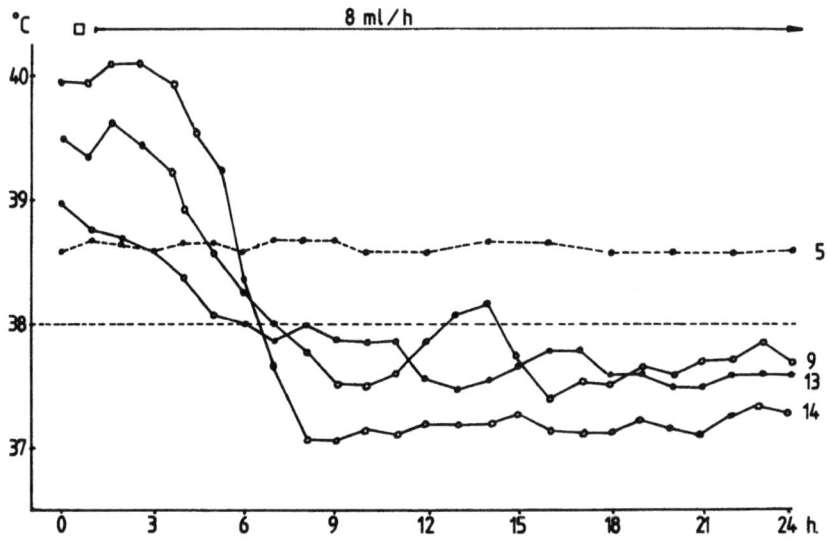

Abb. 2. Medikamentenreaktions- und Neutralisationsphase am Beispiel des Kerntemperaturverhaltens nach 1stündiger parenteraler Zufuhr von 100 ml Pentaglobin (□) und anschließend stündlich kontinuierlicher Zufuhr von 8 ml Pentaglobin im Zeitraum von 24 Stunden. Die Patienten Nr. 9, 13 und 14 sind Responder, Patientin Nr. 5 ist Non-Responder, da der auslösende Keim (*Clostridium difficile*) nicht im Antikörperspektrum von Pentaglobin enthalten ist

wurde in allen Fällen bei stabilen Atmungs- und Kreislaufverhältnissen und befriedigendem Gesamtbild diese Therapie beendet.

Ergebnisse

Von den 24 in die Studie aufgenommenen Patienten haben 23 überlebt. Nebenwirkungen oder Interaktionen mit anderen Medikamenten durch das Immunglobulin M-Präparat wurden nicht beobachtet.
Bei 3 Patienten kam es unter dem angeführten Therapieschema zu keiner klinischen Besserung. Bei einer Patientin wurde eine Miliartuberkulose bei vorangegangener immunsuppressiver Therapie bestätigt. Eine weitere Patientin litt unter einer Sepsis bei pseudomembranöser Enterokolitis durch *Clostridium difficile*. Deren Temperaturverlauf ist als Nr. 5 in der Abb. 2 eingezeichnet. Pentaglobin enthält keinen Antikörper-Titer gegen diesen seltenen Erreger. Ein dritter Patient verstarb, bei dem weder intra vitam ein Erregernachweis gelang noch post mortem ein Infektionsherd gefunden werden konnte. Dies bestätigt, daß auch unter Kosten-Nutzen-Relation bettseitige Schnelltests spezifischer Endotoxinspiegel notwendig wären. Das bisher auf dem Markt befindliche Testverfahren kann dieser Forderung noch nicht gerecht werden.
Unser gegenwärtiger Erfahrungsstand läßt den Schluß zu, daß die kontinuierliche Infusion von i.v.-Immunglobulin M im frühen septischen Schock günstigere klinische Erfolge erbringen wird, als dies mit der bisherigen Therapieempfehlung als Bolusgabe möglich war. Im Stadium der Septikämie genügt eine geringe Initial- und Erhaltungsdosis.
Die hyperdyname Schockphase der Sepsis erfordert eine "loading dose" von 100–300 ml sowie eine anschließende stündliche Applikation von 10 ml in absteigender Dosierung nach klinischem Bild. Diese Form der anti-endotoxischen Behandlung entspricht einer „permanenten Titrierung des aktuellen Toxinspiegels". Die Effizienz der Behandlung wird sicherlich vom frühzeitigen Beginn der Behandlung und davon abhängig sein, ob der entsprechende spezifische Antikörper-Titer im Immunpräparat enthalten ist.

Literatur

1. Duswald KH, Welter H, Jochum M, Fritz H (1985) Der septische Schock in der Chirurgie. Münch med Wschr 127:707–709
2. Fink PC (1986) Endotoxinämie und Anti-Endotoxin Antikörper. Labor-Med 9:79–86

3. Rother K (1986) Antiinfektiöse Therapie mit Immunglobulinen. Die gelben Hefte 3/26:97–104
4. Schumacher K (1986) Therapie mit Immunglobulinen. Dtsch med Wschr 111:550–556
5. Dichtelmüller H, Stephan W (1987) Untersuchung zur Wirksamkeit von Immunoglobulin M-angereicherten, intravenösen Immunglobulinen gegen bakterielle Infektionen und zur Neutralisiation bakterieller Toxine. Arzneim-Forsch/Drug Res 37 (II), 11, 1273–1276
6. Seifert J, Nitsche D (1987) Immunglobulin M – Eigenschaften, Wirksamkeit und klinischer Nutzen. DMW 112, 1267–1271
7. Nitsche D et al. (1987) Haben IgG- und IgM-angereicherte Präparate einen antiendotoxischen Effekt bei der abdominalen Sepsis? Acta Chirurgica Austriaca, 28. Tagung der Österreichischen Gesellschaft für Chirurgie, Linz. 18. bis 20. Juni 1987.
8. Rosenthal EJK (1986) Septikämie-Erreger 1983–1985. Ergebnisse einer multizentrischen Studie. Dtsch med Wschr 111:1874–1880
9. Stephan W, Dichtelmüller H, Schedel I (1985) Eigenschaften und Wirksamkeit eines humanen Immunglobulin M-Präparates für die intravenöse Anwendung. Arznei-Forsch/Drug Res 35 (I), 6:933–936
10. Lanser K, Balikcioglu S: Kontinuierliche parenterale Behandlung des septischen Schocks mit einem angereicherten IgM-Präparat. (In Vorbereitung)

Diskussion

Duswald:

Diese Dauerzufuhr eines antitoxischen Antikörpers bei der Sepsis ist sicher ein neuer Aspekt. Ich hätte nur gern etwas mehr Information zum weiteren Verlauf dieser Patienten. Fieber ist natürlich ein hervorragender Parameter zur Schweregradmessung der Sepsis, aber bei weitem nicht der einzige. Es ist ein Parameter, der durch sehr viele andere Faktoren beeinflußt wird. Wenn wir nun über die klinische Wirksamkeit bei Sepsispatienten sprechen, würde ich vorschlagen, daß wir andere Parameter mit heranziehen und nicht nur die – wie ich nach heutigem Stand glaube – durch Interleukin I bedingte Fieberreaktion als einziges Maß nehmen. Haben Sie noch Daten über den weiteren Verlauf?

Lanser:

Wir haben alle Meßparameter genommen. Die Körpertemperatur habe ich sozusagen nur als demonstrierbares Beispiel angeführt, weil sie ja auf der Station auch leicht zu messen ist. Von unseren 24 Patienten ist nur einer gestorben, ohne daß wir intra vitam oder post mortem irgendeinen Sepsisherd oder eine andere Quelle fanden. Wir wissen nicht, ob sich dahinter vielleicht eine Kollagenose versteckt hat. Die zweite Patientin, die klinisch nicht ansprach, hatte eine pseudomembranöse Enterokolitis durch *Clostridium difficile*. Ein Antikörper dagegen ist wegen der Seltenheit dieses Keimes im Pentaglobin nicht zu erwarten. Bei der dritten Patientin bestätigte sich unser klinischer Verdacht auf eine Miliartuberkulose. Mehr kann ich dazu nicht sagen.

Tympner:

Wir haben 1970 das erste intramuskuläre IgM-Konzentrat therapeutisch eingesetzt, und zwar bei frisch herzoperierten Kindern mit einer Sepsis sowie, auf Anregung unseres Lehrers Marget, bei der Neugeborenen-Sepsis. Ich darf dazu einen klinischen Kommentar geben, was geblieben ist und was heute Tatsache ist, wann wir jetzt das Präparat Pentaglobin einsetzen sollen und müssen. Zur Frage „Wann": Ich glaube dann, wenn ganz bestimmte Krankengruppen – bei uns sind das Kinder mit Leukosen oder mit Neugeborenen-Sepsis – fiebern, und zwar in einem ganz bestimmten Zeitraum, das sind 4–6 Stunden. Mehr ist aus klinischer

Sicht nicht geblieben. Was das „Wie" anbelangt, so hat sich gezeigt, daß die kontinuierliche Gabe über den Perfusor beim kleinen Kind eine optimale Applikationsweise für ein solches biologisch aktives Proteinpräparat darstellt. Das Ergebnis ist, daß die Kinder leben.

Adjuvante Therapie des Morbus Crohn mit IgM-angereichertem Immunoglobulin

A. Raedler, E. Ladehoff, S. Schug, H. Greten

Einleitung

Die Ätiopathogenese des M. Crohn ist nach wie vor nicht eindeutig aufgeklärt, wenngleich viele klinische wie experimentelle Hinweise auf eine wesentliche Rolle des Immunsystems zumindest bei der Perpetuierung der Erkrankung hinweisen [1]. Da eine kausale Therapie somit nicht zur Verfügung steht, wurden zahlreiche Konzepte zur symptomatischen Behandlung des M. Crohn propagiert. In multizentrischen, kontrollierten Studien konnte gezeigt werden, daß Steroide in der Akutphase der Erkrankung einen positiven therapeutischen Effekt aufweisen. Der Nutzen von Aminosalizylaten hingegen ist, anders als bei der Colitis ulcerosa, nicht gesichert [2, 3]. Ein weiteres therapeutisches Prinzip besteht in der Alimentation synthetischer Nahrung mittels nasoenteraler Sonde [4]. Trotz nachweisbaren Nutzens gelten die Behandlungsergebnisse als unbefriedigend, so daß alternative Konzepte gesucht werden müssen.

Bei Patienten mit Morbus Crohn ist die Permeabilität der Darmschleimhaut erhöht [5]. Dadurch können Bestandteile des Darminhaltes verstärkt adsorbiert werden. In der Folge kommt es neben einer Erhöhung der Immunkomplex-Titer [6] sowie der erhöhten Immunantwort gegen Nahrungsbestandteile und intestinale Mikroorganismen [7], zu einem signifikanten Anstieg des Endotoxins im Serum dieser Patienten [8]. Erhöhte Endotoxinspiegel könnten für die klinische Symptomatik der akuten Exazerbation des Morbus Crohn zumindest mitverantwortlich sein. Zahlreiche in vitro und in vivo Untersuchungen haben aber gezeigt, daß die Fähigkeit Endotoxin zu neutralisieren wesentlich in der IgM Fraktion der Immunglobuline liegt [10–13].

Ziel der hier vorgestellten Pilotstudie ist eine Klärung der Frage, ob ein IgM-angereichertes Immunglobulinpräparat (Pentaglobin) zu einer Reduktion der Krankheitsaktivität bei Patienten mit einem akuten Schub eines Morbus Crohn führt.

Patienten und Methoden

Patienten mit der endoskopisch, radiologisch und histologisch gesicherten Diagnose eines Morbus Crohn (n = 20), von denen 11 eine Ileitis und 9 eine Ileocolitis aufwiesen, wurden entweder nur mit Steroiden, Aminosalizylaten (bei Mitbefall des Kolons) und nasoenteraler Sonde behandelt (n = 10) oder bekamen zusätzlich über 4 Tage Pentaglobin in einer Dosierung von 0,25 ml/kgKG/h (n = 10). Die Applikation des Immunglobulinpräparates erfolgte kontinuierlich mittels Perfusorsystem.
Über vierzehn Tage (Tag 0, 7, 14) wurden der klinische Verlauf (Crohn's disease activity index, CDAI nach Best, 14), die Zahl aktivierter peripherer T-Zellen sowie weitere immunologische Parameter (Immunglobulin-Isotypen, zirkulierende Immunkomplexe), Akutphasen-Proteine (C-reaktives Protein (CRP), BSG, Elektrophorese) und Parameter des Blutbildes (HB, HK, Leukozyten, Thrombozyten) verfolgt. Der Endotoxinspiegel wurde am Tag 0, 3, 5, 7, 14 mit Hilfe eines LAL-Tests (Coatest) ermittelt. Zum Ausschluß klinisch nicht manifester Nebenwirkungen wurden zusätzlich Transaminasen, Gamma-GT, Kreatinin und Protein im Urin bestimmt. Folgende statistische Verfahren wurden benutzt: Friedman-Test (Rang-Varianzanalyse zum Vergleich der Meßpunkte einer Gruppe), Ancova-Test mit F-Test zur Signifikanz-Ermittlung (Analysis of covariance: Varianzanalyse mit den Ausgangswerten als Kovariante), Spearman Rang-Korrelations-Koeffizient und Pearson's Product Moment Korrelation (zur Bestimmung der Korrelation der Differenzen der Gruppenwerte zu den Ausgangswerten).

Ergebnisse

Klinisch manifeste oder laborchemisch zu vermutende Nebenwirkungen der Immunglobulingabe traten bei keinem Patienten auf. Mit IgM-angereichertem Immunglobulin behandelte Patienten der Verumgruppe zeigten signifikant günstigere Ergebnisse im Vergleich zur Kontrollgruppe hinsichtlich der Verlaufskriterien CDAI (Abb. 1), aktivierte T-Zellen (Abb. 2) am Tag 7 und 14 sowie CRP am Untersuchungstag 14 (Abb. 3). Zirkulierende Immunkomplexe und IgG bzw. IgM Serum-Spiegel waren in der Kontrollgruppe tendenziell, aber nicht signifikant erhöht. Die ermittelten Endotoxinspiegel zeigten in der Verumgruppe, nicht aber in der Kontrollgruppe, einen signifikanten Abfall, der allerdings im Vergleich zur Kontrollgruppe nicht signifikant war. Alle übrigen Laborwerte unterschieden sich in beiden Gruppen nicht.

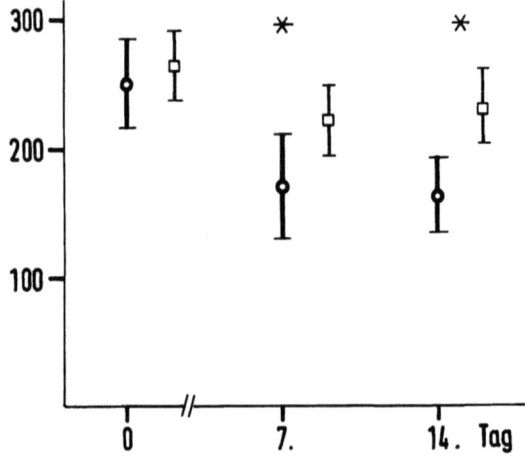

Abb. 1. Verlauf des Crohn's disease activity index (CDAI) in der Verumgruppe (○; 0,25 ml/kgKG/h IgM-angereichertes Immunglobulinpräparat) und in der Kotrollgruppe (□). (*Signifikanzniveau = p < 0,05 zwischen Verum und Kontrollgruppe

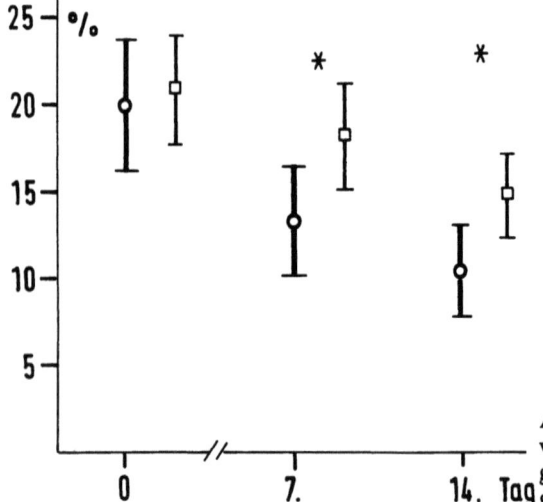

Abb. 2. Verlauf der Zahl aktivierter T-Zellen in der Verumgruppe (○) und in der Kontrollgruppe (□). (* = p < 0,05)

Diskussion

Die hier vorgestellte Studie war als Pilotuntersuchung konzipiert, um den Nutzen einer adjuvanten Therapie der akuten Exazerbation des Morbus Crohn mit IgM-angereichertem Immunglobulinpräparat zu klären. Das Untersuchungskollektiv war mit 10 Patienten der Verumgruppe und 10 Kontrollpatienten begrenzt. Ferner war die Untersuchung weder streng randomisiert noch doppelblind angelegt. Allerdings

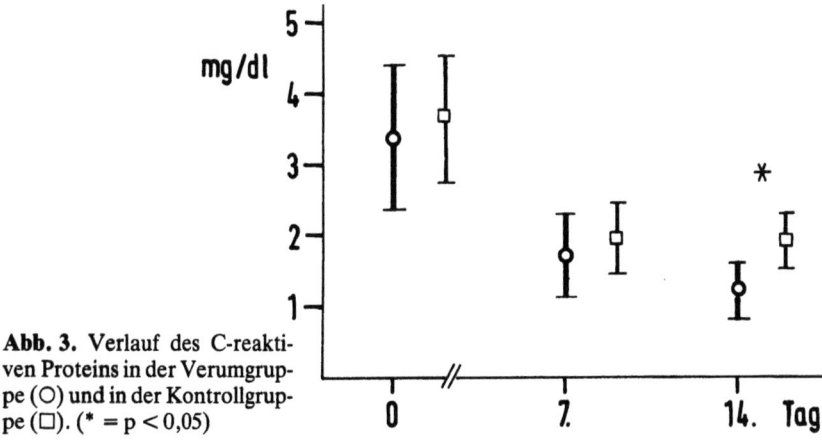

Abb. 3. Verlauf des C-reaktiven Proteins in der Verumgruppe (○) und in der Kontrollgruppe (□). (* = p < 0,05)

hat die statistische Auswertung gezeigt, daß die Ausgangswerte der untersuchten Parameter beider Gruppen sich entsprechen und darüberhinaus eine Normalverteilung aufweisen.
Weder subjektive noch objektivierbare Nebenwirkungen traten in der Verumgruppe auf. Die gute Verträglichkeit der Immunglobulingabe ist unter anderem vermutlich der kontinuierlichen Applikation mit Hilfe eines Perfusorsystems zu verdanken, dessen Wert durch die beschränkte Akzeptanz durch Personal und Patienten allerdings gemindert wird.
Trotz der kleinen Patientenkollektive waren die Verlaufsparameter CDAI, aktivierte T-Zellen und CRP in der Verumgruppe signifikant niedriger als in der Kontrollgruppe, alle anderen Verlaufsparameter waren in beiden Gruppen gleich.
Der CDAI gilt, wohl zu Unrecht [15], als goldener Standard der Verlaufsdiagnostik. Ein wesentlicher Kritikpunkt gegen den CDAI ist die hohe Gewichtung subjektiver Angaben von Patient und Arzt [16]. Der CDAI ist somit in nicht doppelblind angelegten Studien wenig verläßlich. Die Bestimmung aktivierter T-Zellen weist hingegen einige grundsätzliche Vorteile auf [17, 18]. Dieser Parameter ist signifikant korreliert zum histologischen Aspekt, dem eigentlichen „goldenen Standard" und darüberhinaus zur Zahl Mukosa-ständiger aktivierter T-Zellen [19]. Allerdings ist die Bestimmung aktivierter T-Zellen, nicht zuletzt wegen des hohen technischen Aufwandes, wenig gebräuchlich. Der Wert einer CRP-Bestimmung für die Verlaufsdiagnostik des Morbus Crohn konnte, im Vergleich zu anderen Akutphasenphänomenen, in zahlreichen Studien eindrucksvoll belegt werden [20].
Unter Berücksichtigung dieser Einschränkungen sind CDAI, aktivierte

T-Zellen und das CRP, insbesondere hinsichtlich der kurzen Beobachtungszeit, als die in dieser Studie wichtigsten Verlaufsparameter zu betrachten. Der Beobachtung signifikanter Unterschiede zwischen Verum- und Kontrollgruppe in bezug auf diese Parameter kommt damit ein besonderes Gewicht zu.

Entsprechend der Ausgangshypothese kam es unter der Gabe von IgM angereichertem Immunglobulin zu einem signifikanten Abfall der Endotoxinspiegel. Durch die Streubreiten der Meßdaten, der geringen Fallzahl und besonders auch durch die in beiden Gruppen unterschiedlichen Ausgangswerte war der Abfall im Vergleich zur Kontrollgruppe nicht signifikant. Für die Wirksamkeit des IgM Präparates spricht allerdings, daß eine statistisch relevante Reduktion der Endotoxinwerte bei der Kontrollgruppe nicht nachweisbar war.

Die Verumgruppe zeigt überraschenderweise niedrigere Werte hinsichtlich der Immunglobulin-Isotypen und der zirkulierenden Immun-Komplexe. Diese Unterschiede waren allerdings nicht signifikant. Sie könnten als Ausdruck eines Immunglobulin-Verbrauches und einer erhöhten Immunkomplex-Clearance verstanden werden.

In dieser Pilotstudie konnte gezeigt werden, daß Patienten mit einer akuten Exazerbation eines Morbus Crohn von einer adjuvanten Therapie mit IgM-angereichertem Immunglobulinpräparat zumindest kurzzeitig profitieren könnten. Über längerfristige Behandlungseffekte liegen zur Zeit noch keine Daten vor. Ob der therapeutische Nutzen durch eine Neutralisation des Endotoxins oder aber durch eine immunmodulatorische Wirkung der Immunglobulin-Isotypen, wie aufgrund von Pilotstudien mit 7S-Immunglobulinen vermutet [21], vermittelt wird, ist gegenwärtig ebenfalls noch unklar.

Zusammenfassung

In einer Pilotstudie wurden Patienten mit einer akuten Exazerbation eines Morbus Crohn neben einer Basismedikation mit 0,25 ml/kgKG/h eines IgM-angereicherten Immunglobulinpräparates über 4 Tage behandelt. Im Vergleich zu einer nur mit Basistherapie behandelten Kontrollgruppe zeigten die zusätzlich mit IgM therapierten Patienten einen signifikant günstigeren Verlauf hinsichtlich des CDAI (Crohn's diseases activity index), der Zahl aktivierter peripherer T-Zellen und des CRP's. Die ermittelten Endotoxinspiegel zeigten in der Verumgruppe, nicht aber in der Kontrollgruppe, einen signifikanten Abfall, der allerdings im Vergleich zur Kontrollgruppe nicht signifikant war. Nebenwirkungen wurden nicht beobachtet.

Literatur

1. Strober W, James SP (1986) The immunologic basis of inflammatory bowel disease. J Clin Immunol, 6, 6, 415–432
2. Malchow H, Ewe K, Brandes JW et al. (1984) European cooperative Crohn's disease study. Gastroenterology, 86, 249–266
3. Summers RW, Switz DM, Sessions JT et al. (1979) National cooperative Crohn's disease study. Gastzoenterology, 77, 847–869
4. Harries AD, Danis V, Heatley RV et al. (1983) Controlled trial of supplemented oral nutrion in Crohn's disease. Lancet 1, 8330, 887–890
5. Beeken WL, Busch HJ, Sylverster DL (1972) Intestinal protein loss in Crohn's disease. Gastroenterology 62, 207–210
6. Danis VA, Harries AD, Heatley RV (1984) Antigen-antibody complexes in inflammatory bowel diesease. Scan J Gastroenterol. 19, 5, 603–606
7. Blaser MJ, Miller RA, Lacher J, Singelton JW (1984) Patients with active Crohn's disease have elevated serum antibodies to antigens of seven enteric bacterial pathogens. Gastroenterology 87, 4, 888–894
8. Wellmann W, Fink PC, Benner F, Schmidt FW (1986) Endotoxaemia in active Crohn's disease. Gut, 27, 7, 814–820
9. Teng NHN, Kaplan HS, Hebert JM et al. (1985) Protection against Grammnegative bacteremia and endotoxemia with human monoclonal IgM antibodies. Proc Natl Acad Sci USA, 82, 1790–1794
10. Stephan W, Dichtelmüller H, Schedel I (1985) Eigenschaften und Wirksamkeit eines humanen Immunglobulin M-Präparates für die intravenöse Anwendung. Arzneim-Forsch/Drug Res 35 (I), 6, 933–936
11. Dichtelmüller H, Stephan W (1987) Untersuchung zur Wirksamkeit von Immunoglobulin M-angereicherten, intravenösen Immunglobulinen gegen bakterielle Infektionen und zur Neutralisation bakterieller Toxine. Arzneim-Forsch/Drug Res 37 (II), 11, 1273–1276
12. Seifert J, Nitsche D (1987) Immunglobulin M-Eigenschaften, Wirksamkeit und klinischer Nutzen. DMW 112, 1267–1271
13. Nitsche D, et al. (1987) Haben IgG- und IgM-angereicherte Präparate einen antiendotoxischen Effekt bei der abdominalen Sepsis? Acta Chirurgica Austriaca, 28. Tagung der Österreichischen Gesellschaft für Chirurgie, Linz. 18. bis 20. Juni 1987
14. Best WR, Becktel JH, Singelton JW, Kern F (1976) Development of the Crohn's disease activity index. Gastroenterology 62, 207–211
15. Raedler A, Schoenbeck S (1987) Aktivitätsbestimmungen bei Morbus Crohn. DMW, 112, 1310–1313
16. Gomes P, Du Boulay C, Smith CL, Holdstock G (1986) Relationship between disease activity indices and coloscopic findings in patients with inflammatory bowel disease. Gut 27, 92–98
17. Raedler A, Fraenkel S, Klose G, Seyfarth K, Thiele HG (1985) Involvement of the immune system in the pathogenesis of Crohn's disease. Gastroenterology 88, 978–983
18. Raedler A, Fraenkel S, Klose G, Thiele HG (1985) Elevated numbers of peripheral T cells in inflammatory bowel disease displaying the T9 nantigen and Fc-alpha receptors. Clin exp Immunol, 61, 518–524
19. Raedler A, Schreiber S, Brinkmann B, Greten H. Assessment of in vivo activated T cells in patients with Crohn's disease. Submitted
20. Fagan EA, Dyck RF, Maton PN et al. (1982) Serum levels of C-reactive protein in Crohn's disease and ulcerative colitis. Eurp J clin Invest, 12, 351–359
21. Rohr G, Kusterer K, Schille M et al. (1987) Treatment of Crohn's disease and ulcerative colitis with 7S-immunoglobulin. Lancet 17, 170

Diskussion

Schedel:

Wir haben vor einigen Jahren zusammen mit Herrn Wellmann und Herrn Fink Patienten mit Morbus Crohn und auch mit Colitis untersucht und dabei gesehen, daß die Serumendotoxinwerte z. B. auch von der Stuhlfrequenz sehr abhängen. Herr Wellmann hat damals im Anschluß an diese Untersuchung fortlaufende Spülungen durchgeführt und festgestellt, daß allein durch Darmspülungen die Endotoxinwerte im Serum drastisch reduzierbar waren. Können Sie dazu aus Ihrem Kollektiv, aus Ihrer seriellen Beobachtung etwas sagen?

Raedler:

Anscheinend besteht tatsächlich ein pathogenetischer Zusammenhang mit der Stuhlfrequenz als Ausdruck der entzündlichen Irritation der Darmschleimhaut und ihrer Permeabilität. Ich kenne diese Studie über die Darmspülung und meine, daß sie aus theoretischen Gründen ein probates Mittel sein könnte. Aus praktischen Gründen allerdings nicht, weil die Compliance der Patienten gegenüber dieser Maßnahme doch außerordentlich niedrig ist.

Schmidt:

Wenn ich Ihre ersten Ausführungen richtig verstanden habe, waren dann der Endotoxinabfall in der Verumgruppe und der Abfall aktivierter T-Zellen wirklich signifikant? Beim T9 fand sich ja nur eine Differenz von 1% zwischen Ihren beiden Gruppen. Die zweite Frage: Haben Sie vielleicht andere, sensiblere Aktivierungsmarker auf den T-Zellen gemessen? Bekanntlich braucht das T9 ein paar Tage, bis es exprimiert wird und sich wieder zurückbildet.

Raedler:

Zur ersten Frage: Die Ausgangswerte waren natürlich nicht signifikant unterschiedlich. Die Studie lebt vielmehr bei dieser kleinen n-Zahl davon, daß die Ausgangswerte wirklich vergleichbar sind. Zur zweiten Frage: Das T9-Antigen ist eine Frühdeterminante der Aktivierung. Es ist in der Kinetik vergleichbar dem Interleukin-2-Rezeptor. Wir haben in anderen Untersuchungen Parallelmessungen zwischen dem T9-Antigen, dem Interleukin-2-Rezeptor und der HLA-DR-Expression durchgeführt und fanden ähnliche Werte.

Schmidt:

Das ist nach unseren Erfahrungen in der Literatur sicher nicht der Fall. T9 kommt viel später. Es wäre also sicherlich günstiger, wenn man nach schneller exprimierenden Markern schaut.

Raedler:

Letztendlich geht es nicht darum, daß die Aktivierungs-Determinanten schnell exprimiert werden. Es handelt sich um Patienten mit chronisch rezidivierenden entzündlichen Schüben. Da würde die Elimination dieser Determinante in solchen Verläufen eher eine Rolle spielen als die frühe Expression.

Deicher:

Sie haben Meßpunkte gewählt, die relativ weit von der letzten Gabe des Immunglobulins entfernt sind. Würden Sie aufgrund der jetzt vorliegenden Ergebnisse und dessen, was heute morgen hier vorgetragen und diskutiert wurde, und aufgrund Ihrer eigenen Resultate eventuell eine andere Applikation von Immunglobulin bei dieser Erkrankung erwägen?

Raedler:

Abgesehen von ganz wenigen Patienten, die fulminant toxisch werden, dann meistens aber auch entsprechende Korrelate haben, z.B. das toxische Megakolon, glaube ich, daß der Zeitfaktor bei diesen Kranken keine so große Rolle spielt. Beim septischen Patienten mit einem quasi explodierenden Krankheitsbild ist das sicher relevant. Bei M. Crohn-Patienten entwickeln sich normalerweise Exazerbationen und klinische Besserungen in längeren Zeiträumen. Insofern denke ich, daß man zu mehr Aussagen kommt, wenn man die Zeiträume weiter setzt.

Deicher:

Würden Sie die Applikation über längere Zeiträume ausdehnen?

Raedler:

Diese Überlegung haben wir schon angestellt. Wir überprüfen das in weiteren Untersuchungen.

Kraas:

Diese Ergebnisse stammen von Patienten, die kein toxisches Krankheitsbild zeigten, also nicht von Patienten mit toxischem Megakolon oder einem "hot" Crohn, sondern einen Schub dieser chronisch entzündlichen Erkrankung. Fassen Sie die Therapie dann mehr als Prophylaxe auf, damit es gar nicht erst zu diesem fulminanten Geschehen kommt? Oder meinen Sie, daß die Indikation für Pentaglobin beim Morbus Crohn durch das toxische Geschehen gegeben ist?

Raedler:

Beides. Prophylaxe ist zwar ein ungewisser Parameter, aber etwas, das man natürlich als angenehme Nebenwirkung einer Indikationsstellung gern in Kauf nimmt. Durch die Pentaglobin-Gabe wird sicher kein Patient vom Morbus Crohn geheilt, aber wenn diese Daten stimmen und sich in kontrollierten Studien bewahrheiten sollten, dann käme der Patient schneller aus dem Schub heraus. Das bedeutet gesparte Krankheitstage und in zweiter Linie, da gebe ich Ihnen recht, möglicherweise auch eine Vermeidung fataler Komplikationen.

Zellulärer Immunstatus bei chirurgischen Intensivpatienten

P. Kessler, T. Alexandridis, U. Schwuléra, M. Ernst, R. Kirsten, R. Lissner, G. Klein, R. Dudziak

Einleitung

Intensivpatienten weisen häufig eine gestörte Immunitätslage auf. Neben einer Verminderung in der humoralen Immunität ist bei diesen Patienten eine reduzierte zelluläre Immunantwort mitverantwortlich für die hohe Infektanfälligkeit und für die daraus resultierenden Komplikationen, wie z. B. eine Sepsis [1]. Eine genaue Kenntnis der zellulären Immundefekte ist daher Voraussetzung für eine sinnvolle immunrestaurative Therapie.

Ziel dieser Untersuchung war es, für die Charakterisierung des zellulären Immunstatus aussagefähige Parameter wie die Interleukin-2-(IL-2)-Synthese, die Inhibition der IL-2-Aktivität, die Lymphozyten-Oberflächenmarker von T-Lymphozyten (CD6), T-Helferzellen (CD4) und T-Suppressorzellen (CD8) zu erfassen. Um mögliche suppressive Faktoren auf die zellvermittelte Immunabwehr aufzuzeigen, wurden die Prostaglandine PGE_2 und $PGF_{2\alpha}$ sowie das Thromboxan B_2 (TxB_2) und das 6-keto-$PGF_{1\alpha}$, der inaktive stabile Metabolit des Prostacyclins, untersucht.

Methodik

Untersucht wurden 17 chirurgische Intensivpatienten (5 weibliche, 12 männliche) mit einem Durchschnittsalter von 48,8 ± 7,2 Jahren, deren Immunstatus über einen Zeitraum von 2 Monaten in wöchentlichen Abständen kontrolliert wurde (Tabelle 1). Von diesen 17 erfaßten Patienten waren 7 polytraumatisiert, die restlichen 10 Patienten waren infolge großer chirurgischer Operationen langzeitbeatmet. 9 Patienten verstarben im Untersuchungszeitraum. Bei 5 Patienten wurde durch positive Blutkulturen eine Sepsis diagnostiziert.

Tabelle 1. Patientenkollektiv

17 chirurgische Intensivpatienten
- Durchschnittsalter: 48,8 ± 7,2 Jahre
- 5 ♀, 12 ♂

Aufschlüsselung	
– polytraumatisiert	7 Patienten
– Zustand nach großen chirurgischen Operationen mit Langzeitbeatmung	10 Patienten
Sepsis:	5 Patienten
Verstorben:	9 Patienten

Die mononukleären Leukozyten (PBMC) wurden über einen Dichtegradienten (Ficoll-Hypaque) aus zentral- oder peripher-venösem Heparinblut isoliert und mit Kalziumionophor (A 23187) 50 ng/ml und TPA 20 ng/ml über 48 h 37°C in einem CO_2 Schrank (5% CO_2) stimuliert. Anschließend erfolgte die Bestimmung der IL-2-Aktivität im biologischen Assay (^{3}H-Thymidin Einbau in Human-Con A Blasten) [2].
Außerdem wurde überprüft, ob die Patientenseren den IL-2 Test hemmen. Dazu wurde eine bestimmte IL-2 Menge vorgelegt und die prozentuale Hemmung im Vergleich zu einer Kontrolle, die kein Patientenserum enthielt, bestimmt.
Die Messung der Lymphozyten-Oberflächenantigene erfolgte mittels Durchflußzytometrie (EPICS-C). Zur Identifizierung der einzelnen Oberflächenantigene wurden die monoklonalen Antikörper CD6 (Clonab T), CD4 (Clonab T4) und CD8 (Clonab T8) von Biotest verwendet.
Zusätzlich wurden folgende Serumprostaglandine mit Hilfe von Radioimmunoassay – Kits (NEN, Amersham) bestimmt: PGE_2, $PGF_{2\alpha}$ TxB_2, 6keto-$PGF_{1\alpha}$, [3].
Aufgrund der großen Streuung der Einzelwerte sowie der geringen Anzahl der Patienten gegen Untersuchungsende wurden die Medianwerte ermittelt.

Ergebnisse

Die Medianwerte der IL-2 Synthese lagen zu allen Untersuchungszeitpunkten unterhalb des Normbereiches (Abb. 1). Die Medianwerte der prozentualen IL-2-Restaktivität erreichten bis auf einen Wert in der

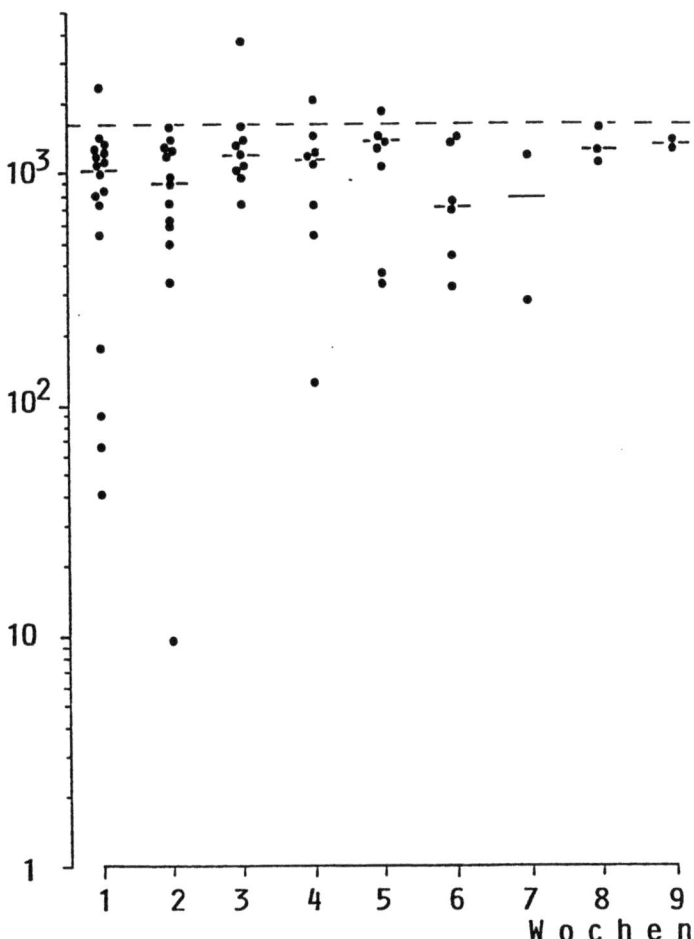

Abb. 1. Medianwerte der IL-2 Synthese bei chirurgischen Intensivpatienten. (----) Normwert: 1612 ± 77,4 BRMP-U/ml; (—) Median

7. Woche nicht die 100% Marke, wobei unmittelbar postoperativ bzw. posttraumatisch eine stärkere Inhibition der IL-2-Aktivität zu erkennen war (Abb. 2). Sowohl die Medianwerte der CD4-positiven als auch CD8-positiven Zellen waren gegenüber einem Kontrollkollektiv vermindert (Abb. 3,4), die CD6-positiven Zellen waren anfangs deutlich reduziert, stiegen jedoch gegen Untersuchungsende über das Niveau des Kontrollkollektivs an (Abb. 5).

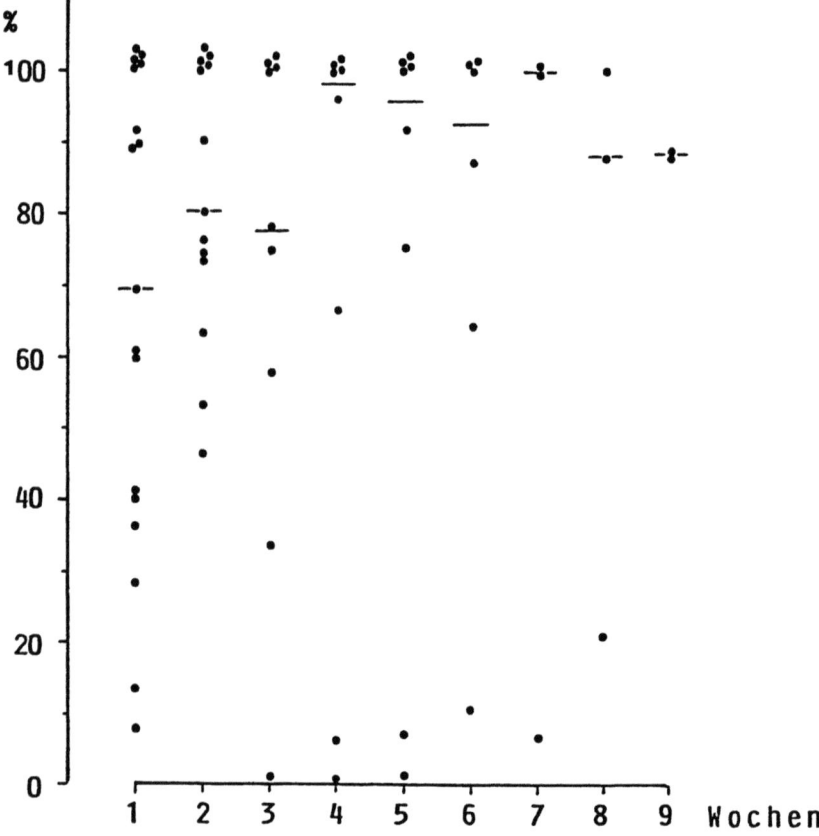

Abb. 2. Hemmung der Interleukin-2 Aktivität, gemessen als IL-2 Restaktivität, nach Zusatz von Seren polytraumatisierter Patienten. (—) Median

Die Medianwerte der Prostaglandine, des Tromboxans und Prostacyclins waren über den gesamten Untersuchungszeitraum erhöht, teilweise bis um den Faktor 10^2. Die Serum-PGE$_2$-Spiegel sind in Abb. 6 exemplarisch dargestellt.

Diskussion

Die Ergebnisse zeigen, daß es nach einem Polytrauma oder einer großen Operation zu einer zellulären Immunsuppression kommt, die durch eine

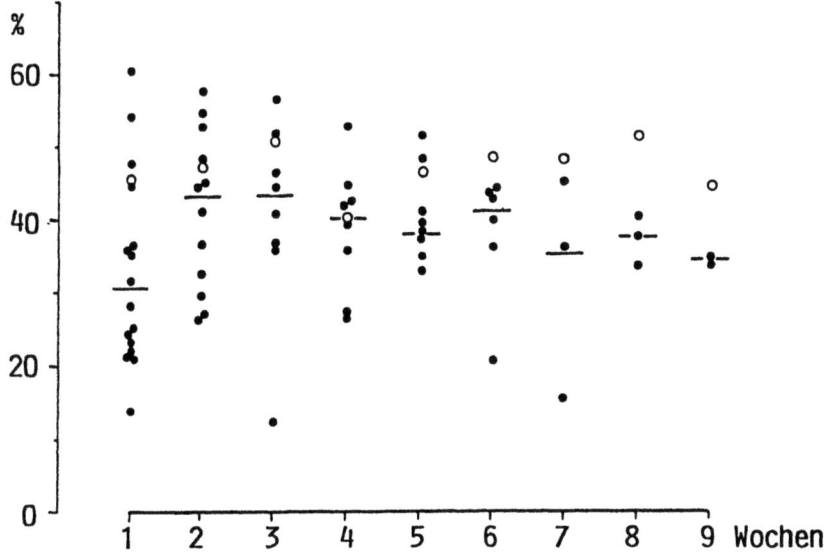

Abb. 3. Vergleich der Medianwerte der CD4-positiven Lymphozyten bei chirurgischen Intensivpatienten im Vergleich zu einer gesunden Kontrollgruppe (U=7). (o Kontrollgruppe; — Median)

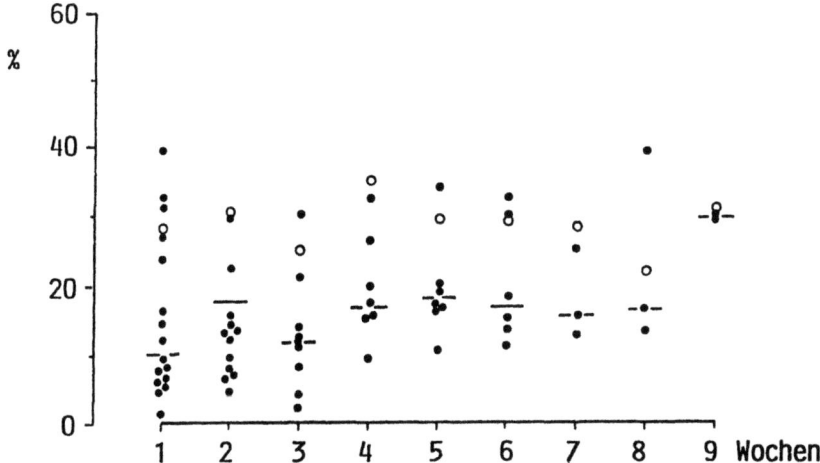

Abb. 4. Vergleich der Medianwerte der CD8-positiven Lymphozyten bei chirurgischen Intensivpatienten im Vergleich zu einer gesunden Kontrollgruppe (U=7). (o Kontrollgruppe; (— Median)

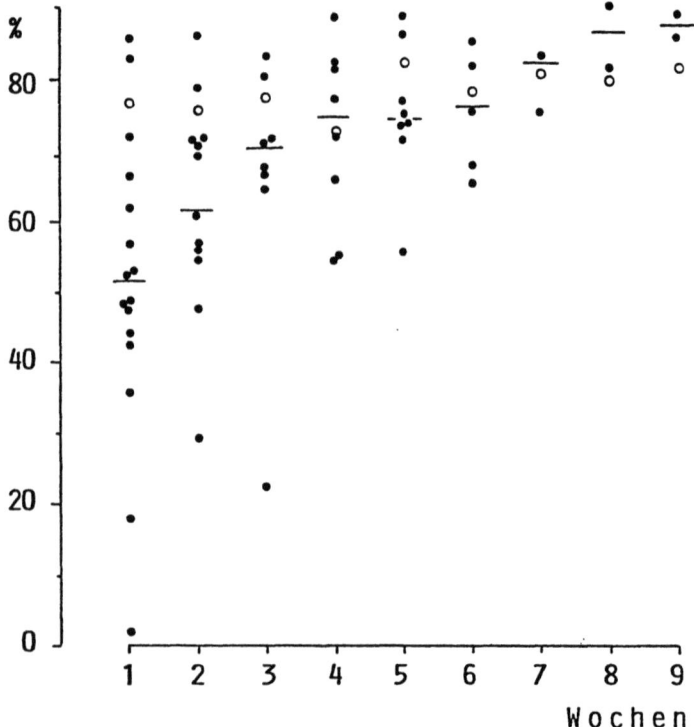

Abb. 5. Vergleich der Medianwerte der CD6-positiven Lymphozyten bei chirurgischen Intensivpatienten im Vergleich zu einer gesunden Kontrollgruppe (U=7). (o Kontrollgruppe; (— Median)

Erhöhung der PGE_2-Konzentration, einer Abnahme der T-Helfer-Zellen und der IL-2 Synthese und einer verstärkten Inhibition der IL-2 Aktivität gekennzeichnet ist. Eine Verminderung der T-Helfer-Zellen führt zu einer verminderten Synthese. Andererseits supprimiert auch das von den Makrophagen stammende PGE_2 entscheidend die IL-2 Syntheseleistung.

Bei allen Patienten kam es zu gleichartigen, aber individuell unterschiedlich ausgeprägten Veränderungen des Immunsystems. Diese waren am deutlichsten und teilweise irreversibel bei den Patienten, die verstarben oder septische Komplikationen aufwiesen. Es scheint eine Korrelation zwischen der Schwere der Erkrankung und dem Ausmaß der gestörten zellulären Immunantwort zu bestehen.

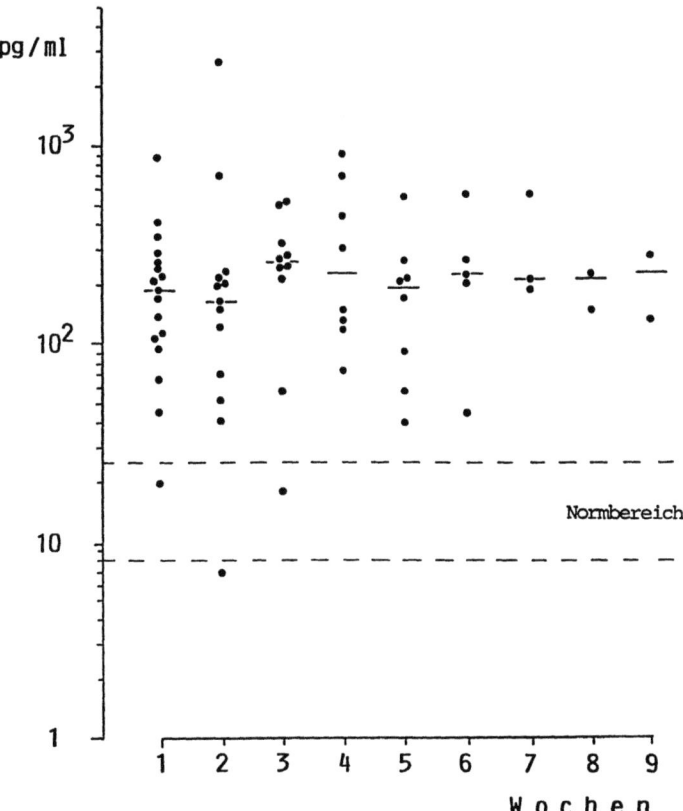

Abb. 6. PGE$_2$-Spiegel bei chirurgischen Intensivpatienten. (— Median)

Als weitere Faktoren, die bei Intensivpatienten eine Veränderung von Parametern der zellvermittelten Immunabwehr bewirken, sind zu diskutieren:
1. notwendige Folgeoperationen bzw. Narkosen (z. B.: Relaparotomien) im Rahmen der Intensivtherapie. Dabei wirken Operation und Narkose immunsuppressiv, insbesondere durch Hemmung der CD4-positiven Zellen und der natürlichen Killerzellen.
2. maligne Grunderkrankungen, die per se verschiedene Komponenten des zellulären Immunapparates negativ beeinflussen wie z. B. die Proliferation der T-Helferzellen.
3. Die Multipharmakotherapie, der jeder Intensivpatient unterzogen wird. Eine medikamentöse Veränderung der Immunitätslage ist z. B.

für Steroide und nichtsteroidale Entzündungshemmer nachgewiesen. In vitro Untersuchungen anderer Autoren zeigten [4], daß durch Hemmung der PGE_2 Synthese mit Prostaglandin-Inhibitoren die posttraumatisch verminderte IL-2-Bildung wieder normalisiert werden konnte. Die Verwendung nichtsteroidaler Entzündungshemmer zur Behandlung polytraumatischer Patienten könnte ein möglicher therapeutischer Ansatz sein.

Literatur

1. Rodrick ML, Wood JJ, Gribe JT, O'Mahony JB, Davis CF, Moss NM, Blazar BA, Demling RH, Mannik JA (1986) Defective IL-2-production in patients with severe burns and sepsis. Lymphokine Res 5 Supplement 1:75–80
2. Monner DA, Bierend KF, Mühlradt PF (1986) Induction of lymphokine synthesis in peripheral blood mononuclear cells with phorbol ester and calcium ionophore allows precise measurement of individual variations in capacity to produce IL-2. Lymphokine Res 5 Supplement 1:67–73
3. Green K, Hamberg M, Samuelsson B, Frölich JC (1978) Extraction and chromatographic procedures for purification of prostaglandins, thromboxanes, prostacyclin and their metabolites. In: Frölich JC (ed) Advances in prostaglandin and thromboxan research. Vol. 5, Raven Press, New York
4. Faist E, Mewes A, Baker CC, Strasser A, Alkon SS, Rieber P, Heberer G (1987) Prostaglandin E2-dependent suppression of IL-2-production in patients with major trauma. J. Trauma 27:837–848

Diskussion

Kress:

Sie haben gezeigt, daß es sich in der Tat um sehr schwerkranke Patienten handelt. Immerhin sind bei Ihnen 9 von 17 Patienten verstorben. Diese Patienten zeigen entsprechend der Schwere ihres Krankheitsbildes deutliche Veränderungen der von Ihnen untersuchten Parameter. Ich vermisse allerdings, und das halte ich für einen wesentlichen Punkt, die Korrelation zwischen der Veränderung der Parameter und dem klinischen Verlauf, was doch das letztlich Entscheidende ist für den Patienten und auch für die Nutzung dieser Parameter für therapeutische Entscheidungen. Korrelieren diese Parameter mit dem klinischen Verlauf? Sie sagten, anscheinend korrelieren sie. Haben Sie Daten dazu, daß es tatsächlich zu Korrelationen kommt?

Kessler:

Uns erschien die Anzahl der untersuchten Patienten zu gering, um daraus eine exakte Korrelation abzuleiten. Für die Patienten, die während des Untersuchungszeitraums verstarben, trifft zu, daß sie die niedrigste Interleukin-2 Syntheserate sowie den geringsten Anteil an T-Helfer-Lymphozyten und sehr stark erhöhte PGE_2-Spiegel aufwiesen.

Scharf:

Sie sind aus Zeitgründen nicht auf methodische Einzelheiten eingegangen. Ich möchte aber dennoch fragen, ob Sie die Prostacyclin-Metaboliten im Plasma oder im Serum bestimmt haben.

Kessler:

Die Bestimmung der Prostaglandine erfolgte im Serum mit Hilfe eines Radioimmunoassays. Dem venösen Blut wurden keine Prostaglandin-Inhibitoren, wie z. B. Acetylsalicylsäure oder Indomethacin, zugefügt.

Scharf:

Wie interpretieren Sie denn die erhöhten Prostacyclin-Metabolitspiegel, also die 6-keto-$PGF_{1\alpha}$-Werte?

Kessler:

Es ist aus der Literatur bekannt, daß Prostaglandine verschiedene Symptome der akuten Entzündung, wie Vasodilatation, erhöhte vaskuläre Permeabilität, Ödembildung und Schmerz auslösen können.

Die erhöhten Prostacyclin-Werte, gemessen wurde 6-keto-$PGF_{1\alpha}$, der stabile Metabolit von Prostacyclin, sprechen für eine Beteiligung von Prostacyclin an inflammatorischen Prozessen sowie Sepsis und Schock. Eine verstärkte Gefäßerweiterung resultiert aus einer vermehrten Prostacyclin-Synthese im Endothelgewebe, was auch die erhöhte 6-keto-$PGF_{1\alpha}$-Konzentration erklären könnte.

Scharf:

In der Regel hat man große Schwierigkeiten, diese Spiegel überhaupt zu bestimmen, und man geht eigentlich davon aus, daß die Basalwerte ohnehin schon sehr niedrig sind, und daß man dann bei diesen schwerkranken Patienten mit Endothelschädigungen erwarten müßte, daß die Prostacyclin-Syntheserate noch weiter abfällt. Man müßte also eigentlich davon ausgehen, daß zumindest lokal gar nicht mehr meßbare Spiegel auftreten dürften.

Kessler:

Die Empfindlichkeit unserer Bestimmungsmethode (Radioimmunoassay) ermöglicht eine Messung von niedrigen Basalwerten, die z. B. für PGE_2 bei 0.25 pg/ml Serum oder Plasma liegen. Entscheidend für die radioimmunologische Bestimmung der Prostaglandine ist nicht nur die Methode der Blutentnahme, sondern auch die Art der Aufarbeitung des Serums.

Seidel:

Wir haben bei verschiedenen Sepsiskollektiven mit ARDS, Endokarditis, schweren sekundären Peritonitiden und bei Patienten mit Verbrennungstrauma die Granulozytenfunktion untersucht – jeweils Kollektive zwischen 10 und 20 Patienten – und dabei festgestellt, daß bei den Kranken, die einen schlechten Verlauf hatten und letztendlich gestorben sind, die Chemotaxis sich schrittweise verschlechterte, besonders gegenüber dem FMLP. Gegen C5A war sie uniform schlecht. Dann kam es zu einer schrittweisen Verschlechterung der Phagozytose des "Killings" sowie der H_2O_2-Freisetzung (konsekutiv jeden Tag gemessen.). Auch hat uns sehr erstaunt, daß bei den Patienten, die an Lungen- oder an Multiorganversagen verstorben sind, eine sehr deutliche Steigerung der FMLP-getriggerten O_2-Minus-Freisetzung zu beobachten war. Dieser FMLP-Rezeptor ist also moduliert worden. Durch in-vitro-Untersuchungen konnten wir darlegen, daß das auch durch LPS mit ausgelöst werden kann.

Immunologische Beobachtungen aus einer unkontrollierten klinischen Studie zur Verträglichkeit von intratumoral appliziertem Interleukin-2 an onkologischen Patienten

U. Schwuléra, H.-D. Pape, J. Obermeier, A. Thrun, H. Mohr, E. Schneider, G. Pawelec, I. Ziegler, R. Lissner

Einleitung

Interleukin 2 (IL-2) wurde ursprünglich als ein Faktor entdeckt, der die Langzeitkultur von aktivierten T-Lymphozyten erlaubt [1]. Es wurde daher zunächst als T-Zell-Wachstums-Faktor (TCGF) bezeichnet, später einigte man sich auf den Terminus IL-2 [2]. Inzwischen zeigte sich, daß IL-2 nicht nur essentiell für die Proliferation von T-Lymphozyten ist, sondern auch die zytotoxische Aktivität der natürlichen Killer-Zellen (NK-Zellen) steigert, Lymphokin-aktivierte Killer-Zellen (LAK-Zellen) induziert, die Differenzierung von Thymozyten zu zytotoxischen T-Zellen ermöglicht, und ferner die gesamte Interferon-Synthese und die Produktion von Immunglobulinen in T-Zell-armen Kulturen fördert [3, 4]. In Tiermodellen lassen sich sowohl eine Immunsuppression durch IL-2 korrigieren [5] als auch eine IL-2 vermittelte spezifische Immunrektion gegen Tumorzellen induzieren. In der kürzlich von Rosenberg und Mitarbeitern vorgestellten Therapie von Tumorpatienten mit IL-2 in Kombination mit Lymphokin-aktivierten Killer-Zellen (LAK-Zellen) [8] wurden insgesamt 157 Patienten mit metastasierenden Tumoren behandelt, bei denen sich die Standardtherapie als wirkungslos erwiesen hatte. Von 106 bei der Auswertung berücksichtigten Patienten wiesen 8 eine komplette Remission, 15 eine partielle von mehr als 50% und 10 Patienten eine teilweise Tumorreduktion auf. Die durchschnittliche Remissionsdauer betrug bei kompletter Remission 10 Monate, bei partieller Remission 6 Monate; ein Patient befindet sich z. Zt., 22 Monate nach der Behandlung, noch in der Remission.
Limitiert wird diese neue Methode der Tumortherapie durch den hohen therapeutischen Aufwand, insbesondere durch intensivmedizinische Maßnahmen. Unerwünschte Nebenwirkungen dieses Verfahrens waren zum einen auf das rekombinante IL-2 zum anderen auf die nicht zielge-

richtete Anreicherung von LAK-Zellen in Körperkompartimenten (z. B. der Lunge) zurückzuführen.

Vor kurzem wurde in USA dieses rekombinante IL-2 Präparat zum eingeschränkten Gebrauch an speziellen Kliniken für die Behandlung von malignen Melanomen und Nierenzellkarzinomen von der FDA zugelassen [9]. In Europa ist bisher keine Zulassung erfolgt.

Aus der Literatur sind nur wenige Daten zur Behandlung onkologischer Patienten mit natürlichem, glykosyliertem IL-2 bekannt [10, 11, 12]. Unsere Untersuchungen könnten diese Lücke schließen und zeigen, ob die Glykosylierung einen Einfluß auf die in-vivo-Wirkung hat oder nicht.

Herstellung des Präparates

Das IL-2 Präparat wurde in Zusammenarbeit mit dem DRK – (DRK-Blutspendedienst in Springe) entwickelt. Ausgehend von mit Kalzium-Ionophor A 23187 und Phorbolmyristat-Acetat induzierten humanen Lymphozyten-Kulturen wurde aus dem Zellkultur-Überstand nach einer mehrstufigen Reinigung hochreines (> 99%) glykosyliertes IL-2 isoliert [13]. Nach umfangreichen toxikologischen, proteinchemischen und tierexperimentellen Untersuchungen wurde das Präparat für erste klinische Studien freigegeben.

Anlage der klinischen Studie

Ziel dieser offenen, unkontrolliert angelegten klinischen Studie war die Prüfung der Verträglichkeit einer wiederholten intratumoralen IL-2-Applikation an stationären Patienten mit inoperablen, verhornenden Plattenepithel-Karzinomen des Kiefer- und Gesichts-Bereiches. Die vier in die Studie aufgenommenen Patienten erhielten insgesamt zehn intratumorale Infiltrationen von je 5×10^5 U IL-2 im Abstand von jeweils 2 Tagen zur gleichen Tageszeit.

Immunologische Befunde

In venös entnommenem Blut konnten keine NK-positive und nur wenige Tac-positive Zellen nachgewiesen werden. Ferner wurde im Plasma vor, während und nach der Therapie keine Gamma-Interferon- und auch keine IL-2-Aktivität festgestellt. Antikörper gegen das natürliche, glykosylierte IL-2 wurden nicht gefunden. Bei Therapie mit rekombinantem IL-2 treten bei 65% der Patienten sowohl nicht-neutralisierende als auch ein geringer Prozentsatz an neutralisierenden Antikörpern auf [14].

In in-vitro-Untersuchungen war gezeigt worden, daß die Konzentration von Biopterin und Neopterin in stimulierten, IL-2-rezeptorhaltigen T-Lymphozyten vorübergehend ansteigt [15]. Basierend auf diesen Befunden wurden die Plasmaspiegel von Biopterin und Neopterin während der IL-2-Therapie verfolgt.

Kurz nach der ersten Injektion stieg der Biopterin-Gehalt im Plasma bei allen Patienten deutlich an, erreichte ein Maximum nach der zweiten Applikation und sank dann trotz Fortführung der Therapie rasch auf den Normalbereich ab. Der Neopterin-Spiegel stieg dagegen bei allen Patienten langsam an, erreichte ein Maximum gegen Ende der Therapie und fiel danach allmählich ab. Möglicherweise ist Neopterin ähnlich wie bei der Therapie mit Alpha-Interferon ein geeigneter Parameter, um die Il-2 bedingte Immunmodulation zu erfassen [16].

Da bei dieser Studie IL-2 lokal in niedriger Dosis appliziert wurde, war nicht zu erwarten, daß die NK- oder die LAK-Aktivität der peripheren Blutzellen ansteigen würde (Tabelle 1, frische PBMC).

Inkubiert man die mononukleären Zellen jedoch in vitro mit exogen zugesetztem Interleukin-2, dann ist eine Erhöhung der LAK-Aktivität während der Therapie, verglichen mit den Anfangswerten, zu beobachten. Dieser Anstieg setzt sich auch über das Ende der Therapie hinaus fort (Tabelle 1, PBMC nach 5 Tagen Kultur). Das heißt, daß trotz lokaler Applikation und niedriger Dosierung eine systemische Sensibilisierung von cytotoxischen Zellen in der Peripherie stattgefunden hat.

Nebenwirkungen

An Nebenwirkungen wurden ein Temperaturanstieg bis 38,5 °C, sowie grippeähnliches, allgemeines Unwohlsein, Müdigkeit, Abgeschlagenheit und eine leichte Eosinophilie beobachtet. Bei zwei Patienten trat der Fieberanstieg erst nach der zweiten Infiltration auf. Alle Nebenwirkungen klangen nach der Applikation rasch ab.

Schlußbemerkung

Weitere Untersuchungen werden zeigen, ob sich die Therapie mit Lymphokinen, insbesondere mit IL-2, als zusätzliche Möglichkeit der

Tabelle 1. LAK-Aktivität vor, während und nach einer Behandlung von onkologischen Patienten mit IL-2. (Die prozentuale Zytotoxizität wurde durch ^{51}Cr-Freisetzung von Daudi-Zellen bestimmt. Das E : T-Verhältnis betrug 15 : 1 mit 2×10^3 Targetzellen; die Spontanfreisetzung von ^{51}Cr war kleiner als 10%). n.b. – nicht bestimmt. PBMC – mononukleare Zellen aus peripherem Blut

Tag nach Beginn der Behandlung	Frische PBMC LAK-Aktivität Daudi (% Zytotoxizität)	PBMC nach 3 Tagen Kultur in IL-2-haltigem Medium (100 U/ml) LAK-Aktivität Daudi (% Zytotoxizität)
Patient 1: G., E.		
0	– 2,4	31
1	0,5	28
11	– 1,2	40
25	– 0,6	42
32	– 1,2	48
Patient 2: R., I.		
0	0,2	6
1	– 0,5	8
3	4,3	16
11	5,6	24
25	n.b.	40
Patient 3: W., A.		
0	2,8	29
1	8,1	33
3	9,5	21
11	7,0	32
33	0	40
Patient 4: H., H.		
0	0,3	26
1	0,6	23
3	2,2	25
11	1,0	28
25	3,9	22
33	5,7	30
normale Kontroll-*personen (n = 27)*	0,1	35

Behandlung von Tumorkranken neben chirurgischen Maßnahmen, Zytostatika und Bestrahlung etablieren kann. Für Tumor-Patienten, bei denen die Standardtherapie sich als wirkungslos erwiesen hat oder bei denen eine Standardtherapie zur Zeit nicht zur Verfügung steht, könnte IL-2 eine therapeutische Alternative darstellen.

Literatur

1. Morgan DA, Ruscetti FW, Gallo RG (1976) Selective in-vitro growth of T-Lymphocytes from normal human bone marrow. Science 193:1007–1008
2. Aarden LA (1979) Revised nomenclature for antigen-nonspecific T-cell proliferation and helper factors. J. Immunol 123:2928
3. Lotze MT, Robb RJ, Sharrow SO, Frana LW, Rosenberg SA (1984) Systemic administration of IL-2 in humans. J Biol Resp Modif 3:475–482
4. Sugawara I, Palacios R (1982) IL-2 and serum thymic factor enable autologous rosette-forming T-lymphocytes to generate helper and cytotoxic functions. Scand J Immunol 15:233
5. Cheever MA, Greenberg PD, Fefer A, Gillis S (1982) Augmentation of the antitumor therapeutic efficacy of long therm cultured T-lymphocytes by in vivo administration of purified IL-2. J. Exp Med 155:968–980
6. Lafreniere R, Rosenberg S (1985) Successful immuntherapy of murine experimental hepatic metastases with lymphokine-activated killer cells and recombinant IL-2. Cancer Research 45:3735–3741
7. Borberg H, Abdallah A, Schwuléra U, Sonneborn H (1986) Inhibition of tumor growth in a mouse fibrosarcoma after IL-2 applications. Immunobiol 172:383–390
8. Rosenberg SA, Lotze MT, Muul LM, Chang AE, Avis FP, Leitman S, Linnehan M, Roberton CN, Lee RE, Rubin JT, Seipp CA, Simpson CG, White DE (1987) A Progress Report on the treatment of 157 patients with advanced cancer using lymphokine-activated killer cells and Il-2 or high-dose IL-2 alone. New England J Med 316:889–897
9. IL-2 (1987) The Medical Letter 29:88–89
10. Bindon C, Czerniecki M, Ruell P, Edwards A, McCarthy WH, Harris R, Hersey P (1983) Clearance rates and systemic effects of intravenously administered IL-2 containing preparations in human subjects. Br J Cancer 47:123–133
11. Lotze MT, Frana LW, Sharrow SO, Robb RJ, Rosenberg SA (1985) In vivo administration of purified human IL-2. I. Half-life and immunologic effects of the Jurkat cell line-derived IL-2. J Immunol 134:157–166
12. Mertelsmann R, Welte K, Sternberg RO, O'Reilly MAS, Morre B, Clarkson D, Oettgen HF (1984) Treatment of immunodeficiency with IL-2: Initial exploration. J Biol Res Mod 4:483–490
13. Conradt HS, Geyer R, Mohr H, Mühlradt PE, Plessing A, Stirm S (1985) Biochemical characterization (partial amino acid sequence and carbohydrate structure) of IL-2 from human peripheral blood lymphocytes. In Cellular and molecular Biology of lymphokines, Academic Press 121–126
14. Allgretta M, Atkins MB, Dempsey RA, Bradley EC, Konrad MW, Childs A, Wolfe SN, Mier JW (1986) The developement of anti-IL-2 antibodies in patients treated with recombinant human IL-2. J Clin Immunol 6:481–490
15. Ziegler I, Schwuléra U, Ellwart J (1986) Pterines are produced during IL-2 induced T-cell proliferation and modulate transmission of this signal. Exp Cell Res 167:531–538
16. Huber CH, Troppmaier J, Rokos H, Curtis HCh (1987) Neopterin heute. Deut Med Wochenschrift 112:107–113

Diskussion

Bergmann:

Die Toxizität, die Sie aufgezeigt haben, ist deutlich geringer als die, die man bisher mit rekombinantem IL-2 gesehen hat. Man muß aber wohl die Dosisunterschiede berücksichtigen zwischen dem Rosenberg-Protokoll und den in dieser Phase-I-Studie angewandten Dosen. Ich glaube, daß sich auch der Applikationsmodus hinsichtlich der Nebenwirkungen bemerkbar machen wird. Haben Sie bei den Patienten, bei denen Sie auch eine systemische Wirkung fanden, nephrotoxische Effekte gesehen.

Schwuléra:

Die Nebenwirkungen der Therapie mit IL-2 sind dosiskorreliert und hängen auch von der Applikationsroute ab. Interstitielle Wassereinlagerungen, nephrotoxische oder hepatotoxische Effekte wurden nicht beobachtet.

Es ist mir eine besondere Ehre und Freude, Herrn Schleussner bei dieser fröhlichen und gut gelungenen Gelegenheit gratulieren und von Herzen begrüßen zu können. Ein anderer Ihrer Schweizer Freunde hat vorgestern abend eine Ihrer Qualitäten hervorgehoben, die anscheinend in gewissen Deutsch-Schweizer Kreisen besonders geachtet wird: Nämlich die Bescheidenheit. Ich bin da anderer Auffassung. Für mich sind immer die auffallendsten Ihrer Tugenden Weitsicht und Neugier gewesen, mit welchen Sie wissenschaftliches Interesse und unternehmerischen Geist kombinierten. Nicht jeden Tag trifft man in der Chefetage einer pharmazeutischen Industrie jemanden, der fähig und willens ist, technologisches und patho-physiologisches Neuland zu betreten und in angemessenem unternehmerischem Sinne zu übersetzen. Ich erinnere mich an viele Impulse und die Diskussionen der vergangenen Jahre. Angefangen mit der zellulären Immunologie und der Lymphokin-Aera bei Biotest, in jüngeren Jahren auch an den zielstrebigen Anschluß an die Molekularbiologie. Und ich bin eigentlich froh und dankbar, daß unsere langjährige Zusammenarbeit auch zu einer persönlichen Freundschaft geführt hat.

Ich habe mich gefragt, was ich eigentlich bei diesem Symposium zu Ihrer Ehre beitragen könnte. Wir haben heute morgen sehr viel über neuere Produkte des Hauses gehört, die zur Immunabwehr oder Immunmodulation dienen. Zu diesem Zeitpunkt ein allgemeines Übersichtsreferat „Perspektiven der Immunmodulation" zu halten, scheint mir etwas zu ambitiös und doch auch zu unbescheiden. Ich erinnere mich noch mit welcher Freude Sie, lieber Herr Schleussner, kleine Pflanzen und Blumensamen unter keimfreien Bedingungen pflegten, in der Hoffnung, daß diese Blumen einmal zu einem schönen Strauß wachsen würden. Deswegen habe ich mir erlaubt, aus dem Garten unseres Instituts einige neue „Blumensamen" mitzubringen, die Perspektiven der Immunmodulation tangieren und die meine Mitarbeiter und ich selbst Ihnen widmen möchten. Möge dieser kleine wissenschaftliche Strauß Ihnen auch Spaß machen.

Alaine de Weck

Perspektiven der Immunmodulation

A. de Weck

Allgemeine Perspektiven der Immunmodulation

Immunantwort und Altern

Altern ist die häufigste Ursache einer Immundysregulation (Tabelle 1), und gerade das Immunsystem ist ein günstiges Objekt zum Studium des Alterungsphänomens auf zellulärer und molekularer Ebene. Was läßt sich zur Immunmodulation im Alter sagen? Welche Interventionsmöglichkeiten haben wir, die zur Änderung oder Beeinflussung der Alterungsrate beitragen? Da wären sicherlich die Diätrestriktion und die körperliche Aktivität zu nennen, Hormonsubstitution, Thymusfaktoren und andere Stoffe. Wir könnten uns vorstellen, daß vielleicht auch eine Substitution mit Lymphokinen auf diesem Gebiet von Nutzen sein könnte.

Tabelle 1. Immunmodulation

Stimulation	Adjuvantien	MDP
	Bakterien Extrakte	Ribomunyl[a], OM3[b]
	Vehikel Systeme	Liposomen
	Lymphokine/Zytokine	IL-2, IL-4, GM-CSF
	Thymuspeptide	Thymosin alpha 1
	Aktivierte T-Zellen	LAK-Therapie
	Anti-Idiotypen	
	Monoklonale Antikörper	
Suppression	Zytostatika	Azathioprin
	Selektive immunsuppressive	Ciclosporin A
	Antikörper gegen Ly-Marker	T3, DR, CD4
	Autologe Suppressor-Zellen	
	Suppressor-Faktoren	IFN-gamma, IgE-BF

[a] Fabre, France; [b] Broncho-Vaxom, Laboratoire OM, Schweiz

Eines der bekanntesten Phänomene beim Altern des Immunsystems ist die Verminderung der Proliferationsfähigkeit. Die Immunzellen sind von diesem Altern nicht gleichmäßig betroffen. Die B-Zellen zeigen im Gegensatz zu den T4-Zellen nur eine sehr geringe Reduktion der Proliferationsrate.

Mehrere Gruppen haben gezeigt, daß alte T-Zellen einerseits weniger Interleukin 2 (IL-2) produzieren, andererseits auch weniger Rezeptoren für IL-2 exprimieren. Dies ist eine wesentliche Erklärung für die verminderte Proliferationsfähigkeit dieser Zellen [1].

In vitro-Versuche mit T-Zellen von Patienten über 65 Jahre führten zu heterogenen Ergebnissen (Abb. 1): Manche der Patienten können erhebliche Mengen von IL-2 innerhalb von 24 Stunden nach Stimulation mit Concanavalin A oder Phytohämagglutinin produzieren. Bei einer anderen Gruppe ist die IL-2-Produktion wesentlich vermindert.

Was passiert, wenn man in vitro versucht, die Proliferationsfähigkeit durch Zugabe von IL-2 zu steigern? Durch Vergleich der Proliferation

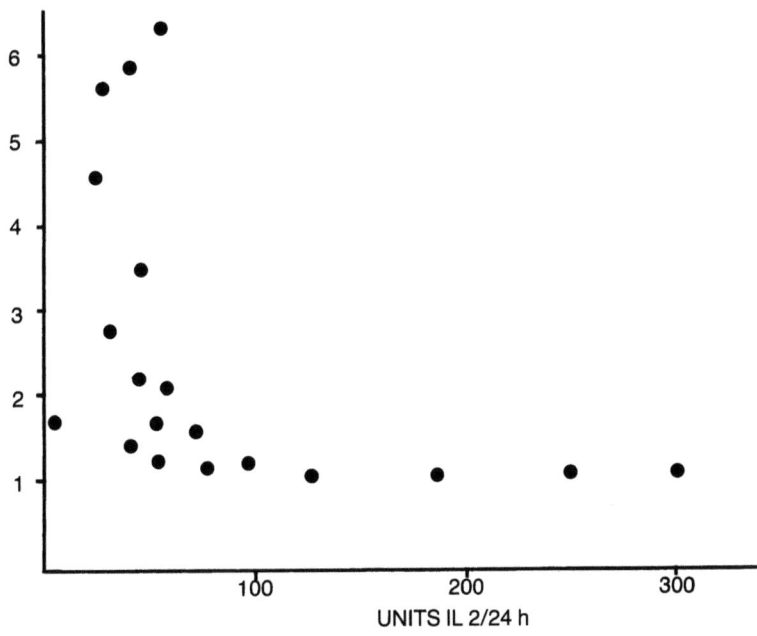

Abb. 1. Effekt einer Rekonstitution alter T-Lymphozyten in vitro durch Zugabe von Interleukin-2. Lymphozyten von Patienten über 65 Jahre wurden mit PMA stimuliert mit oder ohne Zugabe von 100 Units/ml IL-2. Die eigene IL-2 Produktion wurde in Parallelkulturen aus dem Überstand nach 24 Stunden gemessen. Die Proliferation nach 3 Tagen mit oder ohne Zugabe von IL-2 wird als Quotient der CPM angegeben

ohne Zugabe von IL-2, also wenn die Zellen auf ihre eigene IL-2-Produktion angewiesen sind, mit der Proliferation nach der Zugabe von Interleukin ergibt sich ein in der Abb. 2 dargestellter Quotient. Bei Patienten, die viel IL-2 produzieren, bringt die zusätzliche IL-2-Gabe keine Steigerung. Vergleichbar mit einem Motor, der genügend Öl hat, gibt man weiteres Öl hinzu, läuft er nicht unbedingt schneller. Bei Patienten, deren IL-2-Produktion vermindert ist, bessert sich der Zustand, bei anderen dagegen nicht. Dies zeigt, daß die Heterogenität in der Rezeptorexpression auch im Alterungsprozeß eine wesentliche Rolle spielt.

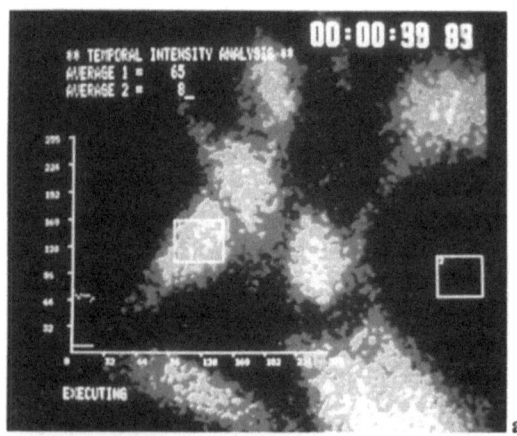

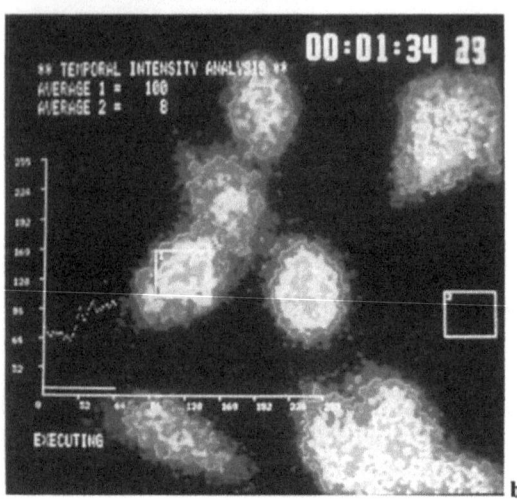

Abb. 2a, b. Kalziummobilisation in basophilen Leukämie-Zellen der Ratte nach Stimulation mit Anti-IgE-Antikörpern. **a)** Präinkubation mit Quinn 2-AM, die Aufnahme erfolgte 39 Sekunden nach Zugabe der Anti-IgE-Antikörper; **b)** wie A, jedoch 94 Sekunden nach der Anti-Antikörper-Gabe. Auffällig ist die erhöhte Fluoreszenz (s. a. relative Fluoreszenz-Kurve)

Wenn wir aber die Aussicht hätten, daß z. B. Interleukin-2 vorbeugend oder als Substitutionstherapie beim Altern eingesetzt werden könnte, sollte man daran denken, daß nicht nur der Interleukin 2-Gehalt reduziert ist. Stadler und Gauchat [27] haben durch molekularbiologische Messungen der mRNS für verschiedene Lymphokine gezeigt, daß eines der Lymphokine, die bei alternden Menschen am stärksten vermindert sind, der Granulozyten-Monozyten-Kolonie-stimulierender Faktor (GM-CSF) ist.
Unter normalen Bedingungen ist die Zahl der Makrophagen und Granulozyten bei alternden Patienten nicht vermindert, vermutlich jedoch die Regenerationsfähigkeit, also die Fähigkeit, GM-CSF zu produzieren. Aber vielleicht spielt GM-CSF noch eine andere Rolle als nur die der Proliferationsförderung.
Auch andere Lymphokine sind im Alter wesentlich vermindert, z. B. Gamma-Interferon oder der sog. B-Zell-stimulierende Faktor-2 oder Interferon-Beta-2 [2]. Wenn wir also an eine mögliche Substitutionstherapie mit Lymphokinen bei verschiedenen Immunmangelzuständen denken, haben wir es fast immer mit einer relativen Komplexsituation zu tun. Man kann nicht nur eine reine Substitution erwägen, sondern muß auch den Zustand der Rezeptoren für diese verschiedenen Lymphokine mitbetrachten.

Sequentielle Stimulation durch Lymphokine

Die Gruppe von Dahinden hat sehr schön demonstriert, daß die sequentielle Stimulation von Zellen, insbesondere die Konditionierung durch Lymphokine, für ihre Funktion notwendig ist. Neutrophile können LTB4 (Leukotrien B4) und dessen Metaboliten erst nach Stimulation durch C5a als Anaphylatoxin produzieren, wenn sie mit GM-CSF als Lymphokin präkonditioniert worden sind [3]. LTB4 und LTB4-Metabo-

Tabelle 2. Leukotrien-Produktion bei stimulierten Neutrophilen

Vorinkubation	Stimulus	LTB4	LTB4-Metaboliten
–	–	–	–
–	Ionophor A 23187	+++	+++
–	C5a	–	–
GM-CSF	–	–	–
GM-CSF	C5a	+++	+++
–	f-MLP	–	–
GM-CSF	f-MLP	+++	+++

liten werden nicht im Kontrollpuffer produziert; auch GM-CSF allein oder C5a führen nicht zur Leukotrien-Produktion, jedoch die Kombination von beiden. Dasselbe gilt für einen anderen Stimulator der Neutrophilen, für Formyl-Methionyl-Lysyl-Peptid (f-MLP). Dieser Präkonditionierungseffekt ist dosis- und zeitabhängig, d. h. die Neutrophile müssen zuerst mit GM-CSF für 1–2 Stunden präkonditioniert werden. Erst dann können C5a oder f-MLP wirken. Beim Einsatz von Lymphokinen sollte man nicht nur an Proliferations- oder Differenzierungssignale denken, sondern auch an stimulierende und präkonditionierende Signale, die eine Amplifikation der Zellfunktion erlauben.

Immunmodulation durch monoklonale Antikörper

Zellen brauchen eine Kaskade von Signalen zur Stimulation. Diese Tatsache wird zunehmend bei der Aktivierung von T-Zellen bekannt. Seit mehreren Jahren hat sich die Gruppe von Dr. Pichler (Bern) mit der Sequenz der Signale zur Aktivierung der T-Zellen beschäftigt. Daran sind sowohl T-Zell-Rezeptoren als auch benachbarte Moleküle, der sog. T3-Komplex, und Lymphokinrezeptoren beteiligt. Diese Arbeitsgruppe hat Wege aufgezeigt, wie man in vitro selektiv Subpopulationen von T-Zellen stimulieren kann [4]: Durch Überbrückung mittels monoklonaler Antikörper der Maus, die einerseits gegen CD3, also T3-Bestandteile, gerichtet sind, andererseits gegen ein anderes CD, z.B. CD4 oder CD8, bei Vorhandensein von IL-2. Die Perspektiven, eine selektive und vielleicht antigenspezifische T-Zell-Subpopulation in vitro zu kultivieren und dann dem Patienten zurückzuinfundieren, sind also nicht mehr als immunologische Phantasie zu betrachten. So arbeiten jetzt einige Gruppen daran, auch wir, z.B. HIV-spezifische T8-Zellen selektiv zu produzieren, um zu untersuchen, ob diese Zellen eventuell in der Lage sind, spezifisch viruszytotoxisch zu wirken.

Selektive Immunsuppression

Auch hinsichtlich der Immunsuppression eröffnen sich neue Möglichkeiten. Eine Reihe von Patienten mit chronischer Polyarthritis wurden mit monoklonalen Anti-CD4-Antikörpern der Maus behandelt, mit 1–10 mg/Tag über 7 Tage. Die klinischen und immunologischen Resultate waren verblüffend. Subjektive Symptome wie Schmerz und Morgensteifigkeit waren nach 7 Tagen deutlich verbessert, desgleichen die objektive Messung der Gelenkschwellungen. Die Wirkungen hielten nach einem Follow-up über Wochen und Monate an; es gab jedoch auch Rückfälle.

Immunologisch ist interessant, daß mehrere Stunden nach der Injektion des Immunglobulins die T4-Lymphozyten und interessanterweise auch die Monozyten abnahmen, was bestätigt, daß die Monozyten zum Teil auch CD4-Moleküle exprimieren, was man schon aus der HIV-Infektiologie weiß. Während dieser Zeit ist die Proliferationsfähigkeit auf PHA oder Tetanustoxoid auch wesentlich vermindert, sie kehrt aber innerhalb weniger Stunden wieder zurück. Interessanterweise verschwinden während dieser Therapie auch sämtliche Spättypusreaktionen beim Multitest Mérieux. Selbst 14 Tage nach der Behandlung sind sie zum Teil noch vermindert. Keiner dieser Patienten entwickelte überhaupt Anti-Maus-Antikörper; auch die Halbwertszeit dieser Anti-CD4-Antikörper im Blut verringerte sich am Ende der siebentägigen Behandlung nicht.

Monoklonale Antikörper wurden bekanntlich auch bei Transplantationen eingesetzt. Die Möglichkeit, vielleicht gewisse Lymphozyten Subpopulationen selektiv zu hemmen, wird meines Erachtens neue Perspektiven der Immunmodulation bringen. Besonders die Hybridantikörper, die rekombinanten Antikörper, sollten hierbei einen vielversprechenden Einsatz für gezielte Manipulationen finden.

Immunpharmakologische Untersuchungen bei Einzelzellen

Neue Technologien

Ich möchte noch eine technologische Entwicklung vorstellen, die Untersuchungen immunpharmakologischer Reaktionen in einzelnen Zellen erlaubt. Wir haben dies „Quantitative Kinetik-Mikrofluorimetrie" oder „Kinetik-Chemilumineszenz" genannt. Das System besteht aus einem Fluoreszenzmikroskop, das mit einer außerordentlich empfindlichen Videokamera und einem Photonenzähltubus (Firma Hamamatsu) sowie verschiedenen Computerperipherals, Image Processing Unit und Videorecordern verknüpft ist. Damit kann man Zellen in einem Fluoreszenzsubstrat inkubieren, z. B. für die Kalziumbestimmung mit Quin 2-AM oder Fura 2, und sie dann nach Stimulation mit Allergen oder anti-IgE-Antikörper beobachten. Entweder im sog. Live-mode, in dem die Bilder sukzessiv im Memory „eingefroren" werden oder/und im sog. Videomode, wo das ganze Prozedere auf Videorecorder aufgenommen wird.

Als Beispiel sei die damit nachgewiesene Kalziummobilisation der Basophilen gezeigt, wenn man sie mit Anti-IgE behandelt (Abb. 2). Die Technik – man benötigt hier lediglich 10–20 Zellen, um ein Experiment durchzuführen – läßt sich auch anwenden, um die Wirkung von Medikamenten z. B. die Hemmung des Kalziuminflux, in menschlichen Lymphozyten zu simulieren. Die Wirkung kann dosisabhängig geprüft

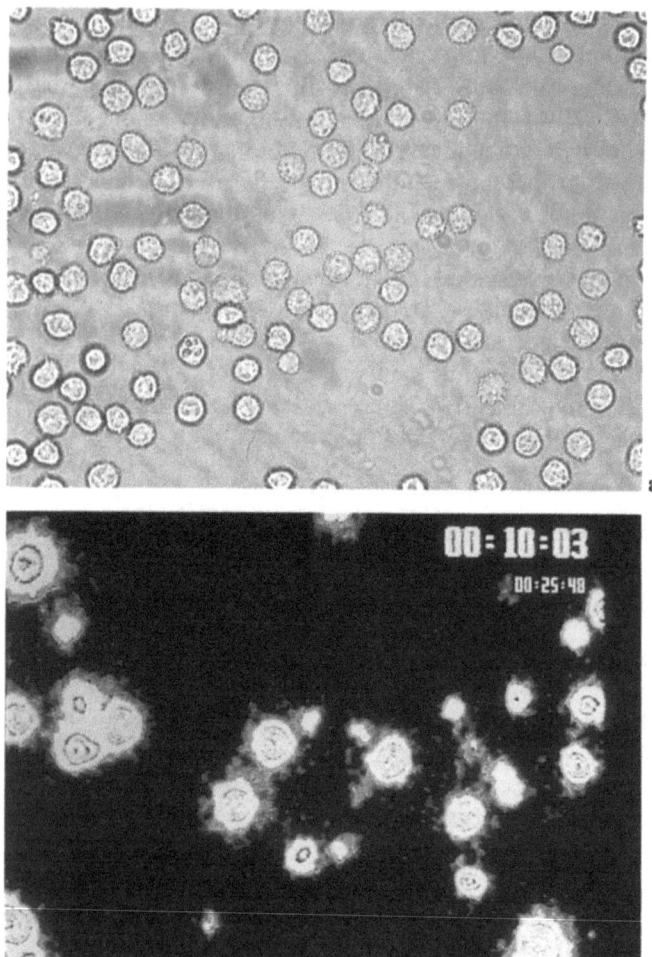

Abb. 3a, b. Chemilumineszenz in menschlichen neutrophilen Zellen nach Stimulation mit Serum-Opsonized Zymosan **a)** etwa 95% der Zellen sind nach 60 Minuten Versuchszeit aktiv (Lebendzellfärbung); **b)** 25 Minuten nach Stimulation mit Zymosan, nur wenige Zellen zeigen Chemilumineszenz

werden. Dieses Prozedere erlaubt somit sehr früh in der Entwicklung eines Arzneimittels, seine Wirkung auf definierte menschliche Zielzellen zu prüfen.

Die letzte Entwicklung dieses Verfahrens ist die Chemilumineszenz-Mikroskopie, die es ermöglicht, die Produktion von Sauerstoffradikalen in einzelnen aktivierten Neutrophilen zu messen [6] (Abb. 3). Dies erfordert ein etwas anderes mikroskopisches System mit 10^5 mal höherer Empfindlichkeit. Dabei reagieren nicht alle Neutrophile in der gleichen Weise und auch nicht in derselben Zeiteinheit. Man kann die individuelle Zellaktivierung verfolgen und auch quantitativ bestimmen. Es sind nicht die gleichen Neutrophilen, die scheinbar auf alle Stimuli (z. B. opsonized Zymosan, C5a, Phorbolmyristat-Acetat) reagieren. Man sieht vielmehr eine Mikroheterogenität der Neutrophilen, die entweder strukturell oder wahrscheinlich eher funktionell sich voneinander unterschieden.

Die potentiellen Applikationsformen dieser mikroskopischen Chemilumineszenz sind sehr mannigfaltig. Mit diesen Werkzeugen, so hoffen wir, werden wir noch viele Jahre arbeiten können.

Literatur

1. de Weck AL, Kristensen F, Joncourt F, Bettens F, Walker C, Wang Y (1984) Lymphocyte proliferation, lymphokine production and lymphocyte receptors in ageing and various clinical conditions. Springer Seminars Immunopath 7:273–289
2. Gauchat, JF, Walker C, de Weck AL, Stadler BM (1987 submitted) Stimulation dependent lymphokine mRNA levels in human mononuclear cells
3. Dahinden CA, Zingg J, Maly FE, de Weck AL (in press) Leukotriene production in human neutrophils primed by recombinant human granulocyte-macrophage colony-stimulating factor (GM-CSF). J Exp Med
4. Walker C, Bettens F, Pichler WJ (1987) Activation of T cells by cross-linking an anti-CD3 antibody with a second anti-T cell antibody: mechanism and subset-specific activation. Eur J Immunol 17:873
5. de Weck AL, Fritzsche R (1987) Immunopharmacology at the single cell level: a promising new technique to assess individual cell allergic reactions in man. J Allergy clin Immunology 79:166
6. Fritzsche R, de Weck AL (1987 submitted) Single cell oxygen burst visualized by chemiluminescence microscopy

Zusammenfassung

In der prophylaktischen Medizin haben sich menschliche Immunglobuline schon seit drei Jahrzehnten bewährt und die Zahl der Indikationen ist mit Einführung der Hyperimmunglobulinpräparate wesentlich gestiegen, ganz abgesehen von primären oder sekundären humoralen Immundefekten. Während jedoch noch vor 5 Jahren eine IUIS/WHO-Expertengruppe keine sicheren Indikationen für den therapeutischen Einsatz menschlicher Immunglobuline finden konnte, sind sie heute schon etablierter Bestandteil unseres therapeutischen Arsenals, z. B. bei der Immunthrombozytopenie oder bei neonataler Sepsis. In jüngster Zeit haben E.J. Ziegler, J.-D. Baumgartner, E. Lachmann und ihre Mitarbeiter das 1890 von v. Behring und Kitasato erstmals beschriebene Therapieprinzip der passiven Übertragung antitoxischer Immunglobuline erfolgreich auf Prophylaxe und Behandlung septischer Infektionen beim Menschen übertragen und über eine signifikante Verbesserung der Überlebensrate bei Patienten mit gramnegativer Sepsis durch Gabe menschlicher Hyperimmunseren, die Antikörper gegen Core-Determinanten bakterieller Endotoxine enthielten, berichtet. Schon diese Untersuchungen enthielten Hinweise auf eine besondere Rolle von IgM-Antikörpern. Der Nachweis hoher Titer „natürlicher" Antikörper gegen antigene Bestandteile gramnegativer Bakterien und ihrer Endotoxine in Seren Gesunder, insbesondere auch in der IgM-Fraktion, verbunden mit der Kenntnis der besonders günstigen Wirksamkeit von Immunglobulin-M-Antikörpern hinsichtlich Opsonisation und Komplementaktivierung, führten folgerichtig zur Entwicklung des ersten intravenös applizierbaren, IgM-angereicherten polyklonalen Immunglobulinpräparates, des Pentaglobins, und zu seinem klinischen Einsatz bei Sepsis und septischem Schock, Erkrankungen, die auch im Zeitalter der Intensivmedizin und der Antibiotika nach wie vor eine hohe Letalität aufweisen. Tierexperimentelle Untersuchungsergebnisse, die eine gegenüber dem Immunglobulin-G verstärkte Schutzwirkung gegen gramnegative Infektionen und eine intensive antitoxische Wirkung des IgM-angereicherten Immunglobulinpräparates zeigten, sowie erste klinische Fallberichte wurden 1985 auf einem Symposium[*] vorgetragen.

---

[*] Ungeheuer E, Heinrich D (1985) Bakterien, Endotoxin, Sepsis-Immunglobulin M. Springer Berlin Heidelberg New York

Die in diesem Band vorgelegten Ergebnisse aus drei prospektiven, teilweise abgeschlossenen Studien zeigen nun übereinstimmend, daß durch die frühzeitige Gabe von IgM-angereichertem Immunglobulin signifikant erhöhte Überlebensraten septischer Erkrankungen zu erreichen sind. Dosierung, Applikationsmodus und Zeitpunkt der Infusionen können sicher noch optimiert werden – Aufgaben zukünftiger Planung –. 99 Jahre nach Entdeckung der ersten Antitoxine durch Roux und Yersin ist hier ein neues Prinzip der Behandlung gramnegativer septischer Infektionen verwirklicht worden, das auch unter dem Aspekt der Kostensenkung durch Verkürzung der intensivmedizinischen Behandlungsdauer und der Vermeidung sozialmedizinischer Folgekosten Beachtung verdient.

Andere Beiträge aus der klinisch angewandten Immunologie befassen sich mit der Endotoxinämie bei M. Crohn und ihrer Beeinflussung durch Applikation des Immunglobulin-M-angereicherten Präparates, ferner mit der Bedeutung des zellulären Immunstatus für die chirurgische Intensivmedizin und mit ersten Ergebnissen der klinischen Erprobung von natürlichem Interleukin-2, einem Lymphokin, das eine Schlüsselstellung in der Aktivierung verschiedener Lymphozytenpopulationen einnimmt. Auch im abschließenden Beitrag des bekannten Berner Immunologen A. de Weck geht es um Zukunftsaspekte der klinischen Immunologie, z. B. um immunologische Probleme des alternden Menschen und zukünftige Möglichkeiten der Immunstimulation.

Gewidmet ist das Büchlein einem Biochemiker und Unternehmer zum 60. Geburtstag, der frühzeitig die Bedeutung der Immunologie und Biochemie für die Medizin erkannte und diese Erkenntnis erfolgreich mit der Gründung der Biotest-Firmengruppe in die Tat umsetzte: Herrn Dr. H. Schleussner. Mit allen Autoren und Teilnehmern des Symposiums wünschen wir ihm weiter Glück, Erfolg und jene Zufriedenheit, die aus großem persönlichen Einsatz resultiert.

H. Deicher, W. Schoeppe

MIX
Papier aus verantwortungsvollen Quellen
Paper from responsible sources
FSC® C105338

If you have any concerns about our products,
you can contact us on
ProductSafety@springernature.com

In case Publisher is established outside the EU,
the EU authorized representative is:
**Springer Nature Customer Service Center GmbH
Europaplatz 3, 69115 Heidelberg, Germany**

Printed by Libri Plureos GmbH
in Hamburg, Germany